Denise Linke

Nicht normal, aber das richtig gu

PIPER

Zu diesem Buch

Schwer zu sagen, wie viele der kuriosen und komischen Dinge, die ihr im Alltag widerfahren, im Zusammenhang mit ihrer Diagnose stehen – vermutlich viele. Warum Menschen auf sie anders reagieren, kann sich die Studentin und Journalistin erst erklären, als bei der damals 22-Jährigen Asperger diagnostiziert wird. Das Enttäuschendste: Sie kann keinen einzigen Rainman-Trick. Das Schönste: Fast alles andere. Außer den Vorurteilen, gegen die sie angeht. Sie startet ein Crowd-Funding-Projekt und bringt 2014 die Zeitschrift *N#MMER. Magazin für Autisten, AD(H)Sler und Astronauten* heraus, die ein gewaltiges Echo erfährt. In ihrem Buch erzählt sie, wie es ist, sensorisch hochempfindlich durch die Welt zu gehen, und was es bedeutet, Freundschaften zu führen und zu lieben, wenn soziale Interaktionen wie Händeschütteln und das Halten von Blickkontakt Anstrengung kosten. Ihr Leben erscheint darin so reich, intensiv und vielschichtig, dass der Normalo zuweilen neidisch wird. Und begreift, warum sie sich ihre »Ticks« nicht einfach wegtherapieren lassen will. Und dass es gut ist, wenn manche Menschen anders sind.

Denise Linke wurde 1989 in Elmshorn bei Hamburg geboren. Sie studierte Politikwissenschaften und Zeitgeschichte in Berlin und Potsdam und absolvierte Hospitanzen bei der *Frankfurter Allgemeinen Zeitung* sowie der *Zeit*. Ihre Asperger-Diagnose erhielt sie 2011, die ADHS-Diagnose folgte 2014.
Denise Linke ist Herausgeberin der Zeitschrift *N#MMER* und lebt in Berlin.

Denise Linke

NICHT NORMAL, ABER DAS RICHTIG GUT

Mein wunderbares Leben
mit Autismus und ADHS

PIPER

Mehr über unsere Autorinnen, Autoren und Bücher:
www.piper.de

Unser Versprechen für mehr Nachhaltigkeit
• Klimaneutrales Produkt
• FSC®-zertifiziertes Papier
• Hergestellt in Europa

FSC www.fsc.org MIX Papier | Fördert gute Waldnutzung FSC® C021394

Ungekürzte Taschenbuchausgabe
ISBN 978-3-492-31428-2
1. Auflage Dezember 2018
4. Auflage Oktober 2024

Umschlaggestaltung: zero-media.net, München Umschlagabbildung:
Foto: Ivan Schneider. Illustration: FinePic®, München
Satz: Birgit Thiel, Berlin
Gedruckt von ScandBook in Litauen
Printed in the EU

Inhalt

Von Katzen und Menschen

Am meisten von allen Dingen, die mich retten, hilft wahrscheinlich, dass ich keinen Alltag habe. Und am meisten von allen Dingen, die bei mir regelmäßig für Panikattacken sorgen, quält mich wahrscheinlich, dass ich keinen Alltag habe.

Alltag, das klingt einengend und klein und schnürt mir die Kehle zu.

Keinen Alltag zu haben, fühlt sich dagegen an wie ein freier Fall.

An guten Tagen genieße ich, wie alles in rasender Geschwindigkeit an mir vorüberzieht, die Welt sieht dann aus wie mit Wasserfarben hingetupft. Ständig neue Reize, dauernd lachen, Bewegung immerzu. Dann ist mein ganzer Tag eine Tanzszene aus einem Baz-Luhrmann-Film. Es gibt keine freie Sekunde, um nachzudenken. Um in Ruhe irgendwo zu sitzen und zu spüren, wie meine Gedanken im Kreis geschleudert werden, so schnell, dass die Zentrifugalkraft sie gegen meine Stirn presst und ich Kopfschmerzen von ihnen bekomme. Je schneller und lauter das Leben, desto leiser sind die an mir nagenden Erinnerungen und die mich lähmenden Ängste.

An schlechten Tagen lege ich zu lange Pausen ein, weil ich mich erholen muss. Weil die Rastlosigkeit mich sonst überfordert. Dann ist es plötzlich nicht mehr aufregend und inspirierend, keinen Alltag zu haben. Dann wirkt der Alltag auf einmal wie die einzige Struktur, die mein zerbröselndes Leben noch vor dem totalen Chaos bewahren könnte.

Meine Aufmerksamkeitsdefizite und meine Hyperaktivität, kurz: mein ADHS, machen es mir unmöglich, in den Stand-by-Modus zu gehen. Ich sende und empfange immer – egal ob es erforderlich ist oder nicht. Passiert nicht genug, drehe ich mich um meinen Kern wie ein Perpetuum mobile. Mein Autismus macht es jedoch unumgänglich, Ruhezeiten einzulegen, um die leergesaugten Batterien wieder aufzuladen. Ein ewiges Hin und Her.

Heute ist jedoch alles anders.

Heute sitze ich allein in meinem Schlafzimmer, tippe vor mich hin und werde höchstens von meinen zwei Katern, Michael Jackson und Elvis Presley, gestört. Manchmal wenn ich in Michaels Augen zu viel arbeite (soll heißen: zu wenig mit ihm kuschele), schubst er meinen Computer mit dem kleinen Katerkopf weg und legt sich einfach zwischen die Tastatur und mich. Ich bewundere seine Hingabe, denn für eine Katze ist es ein schwieriges Unterfangen, einen Laptop zu bewegen. Ich sitze dann da, bringe es nicht übers Herz, Michael von seiner Mission abzuhalten, und warte geduldig, bis er sein Werk vollbracht hat und endlich seine Massen an rotweißem Fell an meiner schwarzen Hose reiben kann. Dabei schnurrt er so laut, dass ich beim Bauchkraulen ein ums andere Mal vorsichtig nachtaste, ob er nicht vielleicht aus Versehen ein kleinmotoriges Auto verschluckt hat.

Gelegentlich muss ich meine Arbeit unterbrechen, weil ich zu sehr abgelenkt werde. Wenn mein Nachbar seinen Fernseher wieder zu laut dreht, meine Mutter telefoniert, die Katzen meckern. Es fällt mir nicht leicht, mich auf das zu fokussieren, was vor mir liegt. Und es ist erst recht nicht leicht, Dinge zu tun, die kompliziert sind.

Und doch sitze ich jeden Tag an meinem Computer. Bis spät in die Nacht huschen meine Finger über die Tastatur, lese ich, kommuniziere ich, spiele ich. Die Lampe über mir und die Lampe neben mir werfen Lichtkegel in den Raum, mein Rücken schmiegt sich an den weißen Ledersessel. Mein Schreibtisch droht jede Sekunde zusammenzubrechen, weil jeder Zentimeter von ihm mit Buntstiften und Post-its, Tage- und Wörterbüchern, Kerzen und Zettelbergen bedeckt ist. Seit ein paar Wochen besitze ich akkurat sortierte Leitz-Ordner, wenigstens waren sie das, als meine Mutter sie gekauft und eingerichtet hat. Alles nicht Eingeheftete flattert beim kleinsten Luftzug wild über die dunkle Fake-Holz-Tischplatte.

Selbstständigkeit ist ein Segen, weil ich meinen eigenen Ablauf haben und Dinge so tun kann, wie ich sie nun einmal tue. Und sie ist ein Fluch, weil sie ein Maß an Organisation und Disziplin abverlangt, das höchstens einem preußischen General zumutbar ist. Aber ganz sicher nicht mir.

Das Schreiben ist mir hingegen schon immer leicht gefallen. Es hilft mir auch dabei, mich zu erinnern. Es gibt mehrere Theorien und Studien, die behaupten, dass Autisten Probleme damit hätten, sich zu erinnern. Fakten ausgenommen, aber auch nur vorausgesetzt, die Fakten sind für den Autisten interessant.

Natürlich kann man dieses Phänomen, so wie alle anderen Erkenntnisse zum Autismus, nicht pauschalisieren. Auf mich trifft es aber zu. Ich war schon immer sehr gut darin, mir Zahlen oder Fakten zu merken, wenn mir etwas in meinem Gehirn sagte, dass ich diese Zahlen wissen sollte. Ich weiß von meinen vier Konten alles: Kontonummern, Bankleitzahlen, Filialkürzel, PINs und seit Neuestem auch IBANs und BICs. Ich weiß die wichtigsten Telefonnummern und auch noch einige aus der Grundschulzeit, die ich, aus mir unbekannten Gründen, wahrscheinlich nie wieder vergessen werde. Ich weiß mein Buchstaben-und-Zahlensalat-WLAN-Passwort sowie die Postleitzahlen und Hausnummern der Wohnungen, in denen ich bisher gelebt habe (insgesamt sieben).

Ich weiß aber nicht, was ich an meinem vierundzwanzigsten Geburtstag gemacht habe. Oder an dem davor. An die letzten beiden Jahre erinnere ich mich überhaupt nur vage. Ich weiß nicht mehr, wie der Urlaub auf Zypern 2013 verlaufen ist. An meine letzten Reisen, die nach New York und Florida, kann ich mich zwar noch erinnern, aber auch nur, weil sie erst vor Kurzem stattfanden. Es wird nicht lange dauern, bis auch sie nicht mehr da sind. Obwohl – sie sind schon noch da, ich finde sie bloß nicht mehr.

Lange Zeit war ich überzeugt davon, dass mein Gehirn damit beschäftigt ist, alles zu löschen. Es kam mir vor, als versuchte ich, lauter MP3s auf einer Diskette zu speichern. Weil die Diskette natürlich viel zu wenig Speicherplatz besitzt, muss andauernd alles Alte gelöscht und mit Neuem überspielt werden.

Aber das stimmt gar nicht. Von wegen Diskette. In meinem Kopf befindet sich eine gigantische Festplatte, die so unaufgeräumt ist, dass man absolut nichts mehr findet. Wie ein Teenager-Schlafzimmer. Irgendwo wird wohl alles sein, es kommt ja nichts weg. Aber wo sich etwa unter dem Berg von Klamotten und Papier eine bestimmte CD befindet, weiß man nicht mehr. Irgendwann vergisst man, dass man die CD überhaupt besitzt, und findet sie dann zufällig beim Aufräumen, wenn man eigentlich etwas ganz anderes sucht. Egal was ich tue, um Ordnung in mein Chaos zu bringen, es ist schlichtweg vergebens.

Wenn ich schreibe, erinnere ich mich aber plötzlich an Begebenheiten, an die ich eine Ewigkeit nicht mehr gedacht habe.

Alles wird dann ganz still, nichts um mich herum nehme ich noch wahr. Dabei gibt es hier vieles, das es wahrzunehmen lohnt.

Es ist Frühling, und vor meinem Fenster blühen die Kastanienbäume im schönsten, kräftigsten Rosa. Vögel singen und kreischen und zirpen und flattern, Kinder spielen vor dem Haus.

Wenn es noch ein bisschen wärmer wird, kommen die Musiker wieder, die einmal am Tag, immer gegen 18 Uhr, durch meine Straße schlendern, Trompeten und andere Instrumente spielen und mit Trinkgeldhüten unter unseren geöffneten Fenstern herumturnen. Ich liebe das. Jeden Abend stelle ich mich auf den französischen Balkon im Wohnzimmer und lausche, während sie immer näher kommen, spielen und scherzen.

Gegenüber von unserem Haus befindet sich ein kleiner Laden für Holzblasinstrumente, der im Sommer nie die Tür schließt. Kunden probieren Saxophone und Oboen aus, und wenn nicht viel los ist, nimmt der Besitzer selbst eine Klarinette in die Hand und erfüllt die ganze Straßenschlucht mit wundervoll fremdartigen Melodien. Und im Haus nebenan wohnt eine Klavierlehrerin. Der kleine Hof, den wir teilen, trägt die Töne ihres Klaviers wie ein Grammofon in unsere Küche.

Aber fünf Minuten am Tag gehören den Trompetern. Dann verstummen Laden und Lehrer, Kunden und Schüler, die Nachbarn treten an ihre Fenster und versuchen, mit ihren Münzen den alten braunen Hut zu treffen.

Ein Baumhaus ohne Tür

Im Sommer 2011 hatte ich es mir in den Kopf gesetzt, nach Los Angeles zu fliegen und drei Monate dortzubleiben. Drei Monate können eine verdammt lange und teure Zeit sein, besonders in einer Stadt, in der man für ein Loch achthundert Dollar Miete im Monat bezahlt.

Und wenn ich »Loch« sage, dann meine ich das ziemlich wörtlich.

Mein Zuhause war eine Ecke, die mit Brettern notdürftig vom Rest des Zimmers abgetrennt wurde. Sie war ungefähr so groß wie die bettgestelllose Matratze, die ich von meinem Vorgänger übernahm. Es blieb bloß noch Platz für ein winziges Bücherregal und für eine Stange, an die man mit Glück zehn Kleidungsstücke hängen konnte, bevor sie herunterkrachte.

Außerdem durfte ich für diesen Spottpreis die Wohnküche benutzen, den Balkon und ein kleines Bad, das ich mir mit riesigen Spinnen teilen musste.

Ich war abends angekommen. Ryan hatte mich abgeholt.

Heiße Luft schlug mir entgegen, als ich den Bauch des Flugzeugs verließ. Alles sah nach Terrakotta oder Naturstein aus und fühlte sich auch so an, sogar die Luft. Sie lag schwer auf meinen Schultern und roch nach Staub. Durch eine große Glasfront erschlug mich die Schwärze der Nacht.

Wir hielten Händchen. Ryan trug meine Taschen zum Auto, einem alten, klapprigen VW-Bus. Ich stieg ein und knallte die Tür zu.

Als wir die Parkwächter passierten, bat Ryan mich um sieben Dollar. Er habe gerade kein Bargeld, sagte er und stülpte entschuldigend die Taschen seiner bunt gestreiften Boardshorts nach außen. Ich fischte ein paar Dollarnoten heraus und gab sie ihm. Die Scheine fühlten sich an wie Monopoly-Geld, so dick und klein. Und die Straßen sahen genauso unecht aus wie das grüne Papier, die Luft und der Terrakotta-Flughafen. Es war finster, hier und da malten Neonleuchtreklamen grelle Lichtkleckse auf die Straßen und die Schlaglöcher. Wir schwiegen die ganze Fahrt. Erst als wir anhielten, sprach Ryan wieder.

»This is Treehouse.«

Ich blickte ihn fragend an.

»We call it Treehouse cause there's a huge tree in the middle.«

Daher also der Name Baumhaus. Eine naheliegende Begründung. Ich schleppte mich erschöpft siebzehneinhalb Stufen nach oben und stand vor einer angelehnten Tür.

»This is our apartment.«

Eine goldene, aber garantiert nicht aus Gold gefertigte »1« hing schief auf dem blauen Grund einer Tür. Mir schien das Ganze nicht sehr verheißungsvoll.

»Why is the door open?«

Im Gegensatz zu mir wirkte Ryan überhaupt nicht ängstlich. Die derangierte Tür kümmerte ihn nicht. So lässig würde ich mich nie geben können.

»We never close the doors. Everybody is welcome.«

Ich warf einen Blick die siebzehneinhalb Stufen hinunter. Er blieb im Müll am Treppenabsatz liegen. Jeder war willkommen?

»Like ... everybody? As in ... everybody?«

Ich lauschte dem Straßenlärm. Ein paar Typen unterhielten sich, ein Mädchen lachte schrill auf, zwei oder drei Hunde bellten. Und ein Obdachloser raschelte. Er hing kopfüber und bis zur Hüfte in einer Mülltonne. Da sie neben dem VW-Bus stand, war es aller Vermutung nach unsere Mülltonne.

»No, stupid, just the Treehouse people.«

Wer auch immer zu den Treehouse-Leuten gehörte. Um keinen Streit vom Zaun zu brechen, sagte ich nichts weiter. Das Fehlen einer vernünftigen Haustür bereitete mir Unbehagen, aber ich wollte jetzt wirklich nicht spießig sein. Nicht direkt nach meiner Ankunft.

Am nächsten Morgen schälte ich mich bei Sonnenaufgang aus den Laken. Der Tesafilm, mit dem unsere Gardinen an die Glaswand geklebt waren, hatte sich an einigen Stellen gelöst und ließ Helligkeit und, deutlich schlimmer, große Hitze in unser Goldfischglas-Schlafzimmer. Noch müde sah ich mich das erste Mal richtig im Raum um. Er hatte drei Wände. Eine bestand aus einer großen, zugenagelten Tür, eine andere aus Fensterglas, und die dritte war aus losen Brettern gezimmert, zwischen denen eine Tür lehnte.

Auf dem kleinen Stück Teppich zwischen Bett und Tür lagen verkrustete Teller und dreckige Wäschestücke. Es gab keine Lampe und auch keine anderen Möbel außer der Matratze, auf der ich geschlafen hatte. Aus dem Wohnzimmer drangen Geräusche durch die Bretterritzen. Ryan hatte mir erzählt, dass es eine ganze Menge Mitbewohner gab. So war das eben, wenn man in L. A. nur achthundert Dollar im Monat für die Miete aufbringen konnte.

Mühsam richtete ich mich auf und bahnte mir, das dünne braune Laken eng um den Körper geschlungen, auf Zehenspitzen einen Weg zur Tür. Als ich sie öffnete, nahm ich den halben Rahmen mit.

»Hey, you gotta be Denise.«

Eine helle Gestalt. Als meine Augen sich an den Sonnenschein gewöhnt hatten, konnte ich einen braunen Lockenkopf ausmachen. Die Frau saß im Schneidersitz vor einem grotesk großen Glastisch auf dem Boden und trug etwas, das irgendwie nach Basketball-Trikot aussah. Zwischen Daumen und Zeigefinger drehte sie einen halben Strohhalm hin und her.

»Morning, gorgeous«, sagte ein weiteres Mädchen mit breitem texanischem Akzent. Sie sah sauberer aus als die andere. Ihr kurviger Körper war in weite schwarze Kleider gehüllt, schwarze Locken fielen auf braune Schultern. Ihre Nase war groß, ihre Zahnlücke auch. Sie zwinkerte und lehnte sich nach vorne, um auf dem Glas mit einer Rasierklinge weißes Pulver zusammenzuschieben.

»You're up early«, sagte ich zu niemandem Bestimmten und starrte auf das weiße Zeug. Das Mädchen mit der Zahnlücke verfolgte meinen Blick und fragte mich, ob ich auch eine Line wolle. Als Willkommensgeschenk. Ich lehnte ab. Das zweite Mädchen stand auf und ging auf mich zu.

»I'm Cat.«

»Jeez, why so formal?« Die andere nahm mich in den Arm.

»I'm Hannah. And we're all family here.«

Noch immer etwas benebelt und an der Echtheit der Situation zweifelnd, ging ich durch die offene Glasschiebetür auf den Balkon. Er war, wie auch das Wohnzimmer, mit abgewetzten Sofas, Sesseln, ungeputzten Bongs und Bierdosen vollgemüllt. Cat war mir gefolgt. Nun lehnte sie am gelben Geländer und zündete sich eine Mentholzigarette an. Ihre beringten Zehen gruben im Dreck, ihre Fußnägel kratzten über den Steinfußboden.

»You gotta love the sunrise«, hauchte sie. Der Rauch legte sich vor den strahlend blauen Himmel. Da hatte sie wohl recht. Der Sonnenaufgang war schön. Ich nahm die glühende Zigarette so wortlos, wie Cat sie mir reichte. Ihre Finger waren schmutzig. Wie sie das angestellt hatte, wird mir für immer ein Rätsel bleiben. Los Angeles liegt nicht im Wald. Die Möglichkeiten, Erde unter die Fingernägel zu bekommen, sind, gelinde gesagt, begrenzt. Aber das war mir eigentlich auch egal. An Schmutz würde ich hier bestimmt nicht sterben. Eher würde jemand durch unsere immer offene Tür spazieren und mich im Schlaf erschießen.

10919 Strathmore Drive, Los Angeles. Das war meine neue Adresse. Und das waren die Menschen, die, wenigstens für die nächsten drei Monate, meine Freunde sein würden, wollte ich nicht ganz allein bleiben.

Das Haus sah aus wie mehrstöckiges Eigelb. Es war 1949 vom amerikanischen Architekten John Lautner für die Künstlerin Helen Taylor Sheats gebaut worden, 1988 hatte es die Stadt Los Angeles zu einem historisch-kulturellen Monument erklärt. Das hörte sich alles sehr nett an, war aber wenig wert, weil das Gebäude schon seit Ewigkeiten von Studenten buchstäblich als Behausung genutzt wurde.

Von wohnen konnte keine Rede sein. Es war so dreckig, dass selbst der Dreck schon Flecken hatte, und so marode, dass jeder Tag, an dem nichts umfiel oder zerbrach, ein guter Tag war. Mehrere runde Apartments waren im Kreis aufeinander geschichtet, in der freigebliebenen Mitte befanden sich ein Baum und ein kleiner Teich mit Wasserfall. Angeblich gab es dort Fische, ich sah jedoch nie welche. Wahrscheinlich versteckten sie sich, immer wenn ich hinguckte, in den herumtreibenden Bierdosen.

Jedes Apartment besaß einen Balkon. Aus Mangel an Eignung wurden nur die wenigsten zum Anbau illegaler Arzneimittel verwendet. Dafür waren sie offensichtlich alle gut geeignet, um auf ihnen eben jene illegalen Arzneimittel zu konsumieren.

Ich bin mir heute noch nicht sicher, wie viele Menschen in dem Haus tatsächlich gehaust haben. Vierzig waren es aber mindestens. Manche Wohnungen habe ich nie betreten. In Apartment #1 waren wir zu fünft. Sam lebte in einer Abstellkammer zwischen den beiden Räumen, die als Badezimmer bezeichnet wurden. Ich lernte schnell, das Licht im Bad ausgeschaltet zu lassen. Ich wollte die Spinnen nicht so genau sehen. Unglücklicherweise nahmen sie darauf aber kaum Rücksicht, und ich rutschte mindestens drei Mal beim Duschen in der Wanne aus, weil sich eine von ihnen direkt vor meinem Gesicht abseilte und auf Augenhöhe baumelte wie ein widerlicher achtbeiniger Bungeejumper.

Hinter einem Badezimmer wohnte Hannah. Bauchtänzerin, Fotografin und Zahnlückenträgerin. Sie studierte nicht mehr und blieb wohl tatsächlich wegen des Ambientes im Treehouse. Ich konnte das nicht verstehen. So high konnte man doch gar nicht sein. Obwohl ich nie begriffen habe, wie jemand freiwillig im Müll leben konnte, wurde Hannah meine engste L. A.-Freundin.

Neben ihrem Zimmer befand sich das von Cat, die irgendetwas studierte, was definitiv nichts mit Hygiene zu tun hatte. Immer klaute sie unser Essen aus dem Kühlschrank, was schließlich dazu führte, dass Ryan und ich uns einen eigenen Kühlschrank samt Schloss zulegten, um nicht zu verhungern.

Im Lauf der Zeit lernte ich, über meinen Schatten zu springen und mit Dreck umzugehen. Ich lernte auch, mit anderen Menschen zusammenzuleben, ohne den Verstand zu verlieren, obwohl nahezu jeden Tag eine Party über unserem Schlafzimmer stattfand.

»Wann hast du deine Diagnose bekommen?«, fragte Sam eines Abends.

Sam studierte Psychologie.

Meine Diagnose? Langsam nahm ich die Hände von den Ohren. Draußen war ein Krankenwagen mit dröhnenden Sirenen vorbeigefahren, Sam und ich hatten als Einzige im beachtlich vollen und lärmerfüllten Wohnzimmer die Finger auf die Ohren gepresst. Vielleicht hatte ich seine nur gedämpft zu mir dringenden Worte falsch verstanden.

»Meine was?«

»Deine Diagnose.« Sam strahlte mich an.

»Ich habe keine Ahnung, wovon du sprichst.«

»Na, Asperger. Du hast doch auch Asperger.«

Sam klang, als würde er einem kleinen Kind zum tausendsten Mal erklären, dass man mit Scheren in der Hand nicht rennen darf.

»Ich habe was?«

Ich konnte die Schere fast schon spüren. Ich war gerannt und hingefallen. Etwas unbeholfen, auf jeden Fall verwirrt, sah ich an mir herunter, so, als würde die Schere irgendwo in meinem Bein stecken.

»Das Asperger-Syndrom. Das musst du doch kennen. Autismus.«

Autismus verstand ich natürlich. Und auch an das Asperger-Syndrom konnte ich mich nun dunkel erinnern. In irgendeinem Artikel hatte ich mal gelesen, dass Sheldon aus *The Big Bang Theory* dieses Asperger habe.

Dann bin ich halt behindert, dachte ich, während ich mich später am Abend im Spiegel anstarrte. Ob ich jetzt anders aussah? Sah ich autistisch aus? Ich fand meine Stirn schon immer anormal hoch. Ob alle Autisten eine hohe Stirn hatten? Sheldon hatte eine. Dustin Hoffman in *Rain Man* auch. Konnte also stimmen. Waren hohe Stirnen überhaupt attraktiv?

Das war natürlich Unsinn. Ich hatte bloß dieselben klischeehaften Bilder von Autismus und Asperger im Kopf wie fast jeder andere auch, der sich noch nie richtig mit dem Thema befasst hatte. Obwohl ich weder zu Boden gefallene Streichhölzer noch die Karten beim Black Jack blitzschnell zählen konnte, es bei mir mit dem Auswendiglernen haperte und ich bei lauten Geräuschen wie einem schrillenden Feuermelder nicht auch noch selbst loszuschreien pflegte.

Autismus kann man nicht sehen. Und Kim Peek, das Vorbild für Dustin Hoffmans Rolle, war überhaupt kein Autist, sondern Savant. Er hatte das, was die Leute eine »Inselbegabung« nennen, also unfassbare geistige Fähigkeiten auf einem kleinen, eng umgrenzten Gebiet.

Aber das wusste ich damals alles nicht. Eigentlich wusste ich gar nichts. Ich wusste nur instinktiv, dass Sams Verdacht stimmte.

Ich bin Autistin.

Es erklärte einfach alles. Es erklärte, warum ich mich mein ganzes Leben fehl am Platz gefühlt hatte. Nicht weil ich dachte, anders zu sein als die anderen. Sondern weil die anderen mir zu verstehen gaben, dass ich es war.

Noch bevor ich genau wusste, was Autismus bedeutete, war ich mir sicher, dass Sam recht hatte. Und dass dieses Wissen alles verändern würde.

Hell und laut

Seit dem Abend in Los Angeles sind vier Jahre vergangen. Mittlerweile weiß ich, dass der Lärm damals im Wohnzimmer und der Lärm der Krankenwagensirene zu einem Overload geführt haben, also zu einer Überforderung meiner Sinne, der ich nur entkommen konnte, indem ich mir die Ohren zuhielt und mich kurz ganz in mich zurückzog.

Ich bin nicht in der Lage, Reize zu filtern und Unwichtiges auszublenden. Alles um mich herum beansprucht gleich viel Aufmerksamkeit. Oft stelle ich mir vor, dass es wohl keine Cafés oder gar Clubs gäbe, besäßen alle eine Wahrnehmung wie ich.

Extrem laut und unglaublich nah: Der Romantitel von Jonathan Safran Foer fasst es ganz gut zusammen. Wenn ich in einem Café bin, vermischen sich die Eindrücke. Das Gespräch, das ich gerade führe, ist genauso intensiv da wie das am Nebentisch. Oder wie das Geräusch der Kaffeemaschine, die vor dem Fenster vorbeifahrenden Autos, die Rufe der spielenden Kinder, das Singen der Vögel, das Kratzen eines Bleistifts auf dem Papier.

Helligkeit verstärkt die Lautstärke noch. Ist es sehr hell, dann ist es für mich gleichzeitig auch sehr laut. Auch wenn Wolken aufgezogen sind, setze ich deshalb eine Sonnenbrille auf. Ich kenne Autisten, die einen Gehörschutz tragen, um Krach zu entgehen. Alles ist zu laut, zu hell, zu heiß. Die Luft wird dick, und es fällt schwer, Stücke von ihr abzuschneiden, an denen man nicht erstickt.

Der Overload-Klassiker sind Kaufhäuser. Große Kaufhäuser, in denen das Atmen kaum gelingt, obwohl die Decken so hoch sind und eigentlich genug Platz für Sauerstoff vorhanden ist. Der findet aber keinen Platz zwischen den ganzen Geräuschen, die sich wie Rauch durch die Masse schlängeln.

Mit dem Eintreten wird es augenblicklich laut. Geräusche aus verschiedenen Richtungen und in verschiedenen Lautstärken. Ein Geräuschgulasch. Musik spielt, dort hinten spielt aber schon wieder eine andere. Zwei Menschen streiten sich, eine Frau lacht, ein Kind schreit, die Rolltreppe schrappt, irgendeine Lampe flirrt, eine Verkäuferin bietet Proben an, zig Einkaufswagen rattern in unterschiedlichen Rhythmen, ein Mitarbeiter füllt klirrend Flaschen auf.

Ich höre alles so, als würde es direkt in meinem Ohr passieren. Mit jedem Geräusch, das neu dazukommt, geht der Lärmpegel noch weiter nach oben. Das fluoreszierende Licht sorgt für viel zu viel Helligkeit, dazu kommen noch die vielen Farben. Von der Decke hängen Schilder mit Sonderpreisen und Tippfehlern in so ziemlich allen gängigen Schriftarten. Produkte stapeln sich oder liegen wirr auf Wühltischen. Die Wände sind schneeweiß und lilienweiß und blütenweiß und mehlweiß und emailleweiß, gipsweiß und kokosweiß. Eigentlich weiß ich gar nicht, was diese Bezeichnungen bedeuten, aber aus irgendeinem Grund erkennt etwas in mir die Unterschiede zwischen den Farbtönen und vermittelt mir das Gefühl, dass ich schiele oder doppelt sehe oder etwas im Auge habe.

Die Aushänge über den feuerroten, tomatenroten, kardinal-, burgunder- und weinroten Kartons mit den himmel-, hell-, kobalt-, ultramarin-, enzian- und indigoblauen Buchstaben in Comic Sans und Arial und Helvetica sehen aus wie ein Puzzle. Nur dass es sich dabei eben nicht um ein einziges Puzzle handelt, sondern um wahllose Teile aus ganz vielen Puzzles, die plötzlich ein Bild ergeben sollen.

Mir wird schwindelig und übel, und ich starre auf den Boden, weil die Dinge in meinem Blickfeld langsam beginnen zu verschwimmen. Als hätte man Regentropfen auf der Brille und würde damit in die Sonne schauen. Mit jedem Flecken, der für mich blind wird, durch den ich nicht mehr richtig hindurchsehen kann, wird es lauter, aber eigentlich höre ich gar nichts mehr. Oder alles zugleich. Das Radio sucht und sucht, doch es findet keinen Sender. Bei alldem auch noch eine Einkaufsliste abzuarbeiten, ist fast unmöglich.

Meine Mutter tut mir regelmäßig furchtbar leid, wenn wir gemeinsam einkaufen, denn ich werde innerhalb von Minuten komplett unausstehlich. Zieht mich aber etwas plötzlich in den Bann, zum Beispiel die Buchecke oder die Blu-Rays, dann ist meine Konzentration zu 110 Prozent scharf gestellt.

An der Stelle meiner Mutter würde ich mich auch auf den Arm genommen fühlen. Da läuft sie eine gefühlte Ewigkeit mit einem absoluten Miesepeter durch ein Geschäft, wird bei jeder Frage und jedem Kommentar angepflaumt, aber kaum interessiert den Miesepeter etwas, ist er total bei der Sache und bekommt nicht einmal mehr mit, dass man mit ihm redet.

Ich meine es aber nicht böse. Ein Overload ist die Hölle auf Erden. Die einzige Möglichkeit, ihn zu überstehen oder ihm sogar ganz zu entkommen, ist das sture Verfolgen eines Plans. Wir brauchen Briefumschläge? Dann gehen wir in die Schreibwarenabteilung. Ich halte zwischendurch nicht an, weil vielleicht der Prosecco günstig ist. Ich merke gar nicht, dass er es ist. Ich bekomme nicht einmal mit, dass da Prosecco steht. Weil ich sonst eben alles mitbekommen würde, alles reinlassen müsste.

Ich sehe die Welt während eines Overloads wie durch ein Fliegengitter. Aber wenn mich etwas interessiert, kann ich das Drumherum komplett ausschalten. Als würde ich plötzlich statt durch ein Weitwinkelobjektiv durch ein kleines Fernglas schauen. Deswegen kann ich mich in Läden oder Abteilungen, die mich fesseln, problemlos konzentrieren. Das jedoch anderen zu vermitteln, und zwar während man mit dem Overload ringt, ist eine Herkulesaufgabe. Es fällt schon schwer, wenn man gemütlich zusammen am Küchentisch sitzt. Weil man am Ende doch immer klingt wie ein Idiot.

Manchmal wünsche ich mir, dass es möglich wäre, einfach zu sagen: Ich kann gerade nicht mehr, ich möchte jetzt gern nach Hause gehen. Dass die Menschen das dann akzeptieren und mir nicht krummnehmen würden. Dass es kein Problem wäre und mich niemand für unhöflich hielte.

99 Punkte für Asperger

Jeder Autist kennt die Erfahrung eines Overloads, und jeder erfährt sie anders. So wie es auch nicht *den* Autismus gibt. Laut ICD-10, der aktuellsten Version der von der Weltgesundheitsorganisation herausgegebenen Klassifikation psychischer Störungen, zählt Autismus zu den »tiefgreifenden Entwicklungsstörungen«. Wörtlich heißt es da: »Eine Gruppe von Störungen, die durch qualitative Beeinträchtigungen in gegenseitigen Interaktionen und Kommunikationsmustern sowie durch ein eingeschränktes, stereotypes, sich wiederholendes Repertoire von Interessen und Aktivitäten charakterisiert sind«.

Mittlerweile sprechen manche von einer »Autismus-Spektrum-Störung«, um deutlich zu machen, dass innerhalb des gesamten Spektrums ganz verschiedene Ausprägungen autismustypischer Merkmale existieren. Es gibt den frühkindlichen Autismus, der mit einer verzögerten Sprachentwicklung, mit Kontaktstörungen, Angst vor Veränderungen und intellektuellen Beeinträchtigungen einhergehen kann. Es gibt das Asperger-Syndrom, das ich aufgrund meiner Erfahrung als Einschränkung der sozialen Intuition sowie als Erweiterung der sinnlichen Wahrnehmung definieren würde. »Sozial tollpatschig«, nannte es Temple Grandin, Professorin an der Colorado State University und eine der bekanntesten Autistinnen der Welt, als ich sie interviewte. Es gibt den atypischen Autismus und dann noch eine Handvoll Mischformen und autismusähnliche Störungen.

Aber was uns »Sonderlinge« wirklich von der neurotypischen Masse unterscheidet, ist das Denken. Natürlich haben wir Symptome, und man kann uns in Kategorien wegsortieren wie Karteikärtchen. Wen aber nicht? Es bleibt Willkür, eine Laune der gesellschaftlichen Normen, in denen wir leben wie in einer Zwangsjacke. Man kann es euphemistisch »weiße Weste« nennen, aber jeder weiß doch, dass die langen Ärmel und die Schnallen nicht nur Zierde sind.

Zur Beruhigung hören wir Allgemeinplätze wie: »Wir sind doch alle ein bisschen anders.« Menschen werden systematisch in Zahlenreihen eingeteilt, um ihre Sonderstellung und ihre Eigenarten zu benennen und um sich von ihnen abzugrenzen. Gleichzeitig will kaum einer »normal« sein. Wenn ich ICD-10-GM-2014 F84.5 und ICD-10-GM-2014 F90.0 bin, dann will ein anderer mindestens ICD-10-GM-2014 F84.6 oder ICD-10-GM-2014 F90.1 sein. So entstehen Trendfiguren wie der Punk, der Goth oder der Hipster, bis auch sie wieder vom riesigen Schlund der Konformität gefressen werden. Es gibt so gut wie keine Tabus mehr, wir sind fast alle in der Mitte der Gesellschaft angekommen. Was noch an »Anderem« übrig bleibt, wird gleichzeitig romantisiert und beliebig pathologisiert. Irgendwann werden wir im ICD alle unsere eigene Schublade bekommen.

Der einzige spürbare Unterschied zwischen denen mit Stempel und denen ohne Stempel ist die Wirkung, den die Stempelei auf den Abgestempelten ausübt. Um keine Missverständnisse aufkommen zu lassen: Wir brauchen Diagnosen. Aber nicht für uns, die Abgestempelten.

Wir brauchen Diagnosen, weil die Außenwelt unser Verhalten schon sanktioniert, bevor sie überhaupt weiß, welches Etikett wir tragen. Weil so viele besessen davon sind, Unterschiede und Gemeinsamkeiten zu finden, koste es, was es wolle. Nähme man sich nur etwas mehr Zeit, würde man ziemlich schnell merken, dass zwischen allen Menschen Gemeinsamkeiten und Unterschiede bestehen. Darüber denkt aber niemand nach.

Die Einzigen, die sich konsequent selbst analysieren, ihr Handeln retrospektiv betrachten, ihre Gefühle sezieren und jeden Wesenszug hinterfragen, sind wir. Wir, die wir nicht in das Bild jenes Typus passen, der gerade gefragt ist. Wir sind Meister der Beobachtung, der Anthropologie, der Psychoanalyse. Wir nehmen uns täglich selbst auseinander und versuchen dann, uns wieder zusammenzusetzen. Da ergibt das übliche Symbolbild für Autismus, das Puzzleteil, schon fast Sinn. Aber alle Menschen bestehen aus unzähligen Facetten. Man erzählt uns, dass uns Teile fehlten, aber die, die uns das sagen, haben noch nie nachgeschaut, ob sie selbst alle beieinanderhaben. Doch wir glauben ihnen, weil sie viele sind. Und weil wir nicht wissen, warum sie lügen sollten. Deshalb pulen wir unsere Teile auseinander und betrachten jedes einzelne so lange und intensiv, bis wir jede Ecke und Kante, jeden Pinselstrich unseres Selbst kennen.

Damals, in Los Angeles, hatte es Sam sofort gesehen, dass ich Asperger habe. Er ist selbst Autist. Mittlerweile erkenne ich es bei anderen auch oft auf den ersten Blick. Sam war davon ausgegangen, dass ich es wusste, und hatte arglos nach dem Zeitpunkt meiner Diagnose gefragt.

Nachdem der erste Schritt getan war, begann Sam, der sich auf Asperger spezialisiert hatte, seine Nachforschungen, indem er mir in seinem kleiderschrankgroßen WG-Zimmer eine Menge merkwürdiger Fragen stellte. Ich saß zwischen Klamotten, an der Wand lehnenden Bildern mit chinesischen Schriftzeichen und Pingpongschlägern auf dem Rand seiner Matratze.

»Konntest du als Kind krabbeln?«

»Äh?«

»Hat dir das deine Mutter mal erzählt? Natürlich erinnert man sich selbst nicht daran, bei einer Diagnose ist es aber extrem wichtig, auch die frühe Kindheit einzubeziehen, im Regelfall werden dafür auch die Eltern mithilfe von Fragebögen ...«

Sam konnte wirklich beeindruckend schnell sprechen. Während er Erklärungen und ICD-Codes durch die Luft wirbelte, lief er hektisch auf den zwei Quadratmetern umher und blätterte in Büchern, die er neben mir aufstapelte.

»Meine Mutter erzählt die Geschichte sehr gern. Ich konnte nur rückwärts krabbeln.«

»Typisch. Ganz typisch. Hattest du Kindergartenfreunde?«

Und so weiter.

Das Gespräch wühlte mich auf. Sogar mehr, als mich die Erkenntnis aufgewühlt hatte, Autistin zu sein. Schlimmer war nur noch das heillose Durcheinander in Sams Zimmer, in dem ich versuchte, so wenig wie möglich mit meiner Haut zu berühren.

Im Anschluss an Sams Verhör verbarrikadierte ich mich in meinem eigenen Kleiderschrank-Apartment und schrieb eine Liste mit 99 Dingen, die mir beweisen sollten, dass ich Asperger hatte. »Ich sortiere mein Essen und esse alles nacheinander«, schrieb ich unter Punkt 22. »Ich habe Probleme damit, die Lautstärke meiner Stimme zu regulieren« war Punkt 31. Unter jeden der Punkte schrieb ich einen kleinen erläuternden Paragrafen. »Ich konnte nicht krabbeln«, fügte ich als Punkt 87 hinzu, direkt unter dem Paragrafen, in dem mein ständiges Auf-Zehenspitzen-Laufen beschrieben und erklärt wurde (der Boden ist zu kalt oder rau oder kratzig).

Autismus ist eine Ansammlung von Symptomen. Nicht jeder Autist hat alle Symptome, und nicht jedes Symptom ist bei jedem gleich stark ausgeprägt. Eine 99 Punkte umfassende Liste zu einem Diagnosetermin mitzunehmen, schien mir allerdings ein ganz passables Indiz zu sein. Sams Kollegen an der Uni waren sich dann auch alle einig.

Und auch die Psychologin, die ich nach meiner Rückkehr nach Deutschland aufsuchte, hegte keinen Zweifel: Asperger. Das Gespräch mit ihr dauerte mehrere Stunden. Mir wurden unfassbar viele Fragen gestellt, mindestens zweihundert. Bei manchen verstand ich zunächst überhaupt nicht, was sie mit Autismus zu tun haben sollten. Fragen wie »Machst du gern Tiergeräusche nach?«. Heute weiß ich, dass Autisten vieles durch Nachahmung lernen – Mimik, Gestik, soziale Interaktion. Und sie unterscheiden da nicht groß zwischen Mensch und Tier, sondern ahmen automatisch alles nach. Meine Katzen miauen mich an, und ich miaue zurück. Ganz einfach.

Ich hatte Glück, überhaupt einen Termin bei einer Psychologin bekommen zu haben, zudem bei einer kompetenten. »Aspies e.V.«, ein Verein von und für Autisten in Deutschland, listet auf seiner Webseite gerade mal 67 therapeutische Praxen auf, die »Diagnose, Beratung und Therapie« anbieten. Viel zu wenige. Manche der genannten Therapeuten betreuen darüber hinaus nur Kinder oder stellen gar keine Diagnosen.

Es herrscht ein ziemliches Chaos in deutschen Praxen. Fehldiagnosen passieren immer wieder. Es gibt Geschichten von Autisten, die ohne einen einzigen Test und nach nur einer knappen halben Stunde Gespräch eine Diagnose bekommen haben. Andere warten Monate oder sogar Jahre auf Termine bei Therapeuten, die dann nicht einmal die Spur einer Ahnung von Autismus haben.

Ich bin nicht krank

Es verging einige Zeit, bis meine Mutter von meiner Diagnose erfuhr. Noch in Los Angeles hatte ich versucht, ihr in einer E-Mail davon zu erzählen, doch wie stellt man so etwas an? Nach vierunddreißig Versuchen, die jedes Mal kläglich nach den ersten paar Sätzen endeten, beschloss ich, mein Wissen erst einmal für mich zu behalten.

Alle Bedenken erwiesen sich jedoch als unbegründet. Als meine Mutter endlich Bescheid wusste, sagte sie nur:

»Du bist immer noch die Denise, die du vorher warst. Daran ändert doch ein Syndrom nichts.«

Sie schien ihren Frieden mit der Diagnose gemacht zu haben. Erst später offenbarte sie mir ihre anfängliche Angst, eine schlechte Mutter gewesen zu sein. Sie hätte es doch merken und mich besser unterstützen müssen. Irgendwo tief in ihr spukte vielleicht noch das alte Vorurteil herum, Autismus würde durch ein gestörtes Mutter-Kind-Verhältnis ausgelöst. Mit der schrecklichen Theorie der schuldig gewordenen »Kühlschrankmütter« wurde noch in den 1970er-Jahren jede Menge Unheil angerichtet. Mittlerweile weiß man, dass es keine psychosozialen Ursachen für Autismus gibt. Autismus ist auch keine Krankheit. Selbst wenn die Medien es noch so oft behaupten. Ich kann niemanden anstecken. Autismus ist nicht per Tröpfcheninfektion übertragbar.

Seit ich mich eingehend mit dem Thema beschäftige, wurden in dubiosen Studien und schlecht recherchierten Artikeln als Ursachen für Autismus unter anderem Darmbakterien genannt, Pestizide, bestimmte Impfungen, Alkohol und Zigaretten während der Schwangerschaft, das hohe Alter der Mutter. Und trifft all das nicht zu, können für Autismus angeblich auch Schwermetalle in bestimmten Nahrungsmitteln (laut PETA sogar Milch) verantwortlich sein.

Das ist, nach der Auffassung so gut wie aller ernst zu nehmender Wissenschaftler, kompletter Unsinn.

Autismus hat genetische Ursachen.

Die seriöse medizinische Fachzeitschrift *JAMA Psychiatry*, herausgegeben von der American Medical Association, veröffentlichte im März 2015 einen Artikel, der auf der Arbeit einer Gruppe von Wissenschaftlern des King's College in London beruht. Diese Wissenschaftler führten eine groß angelegte Zwillingsstudie durch. Alle zwischen dem 1. Januar 1994 und 31. Dezember 1996 in England und Wales geborenen Zwillinge wurden erfasst. Dabei ergaben sich hohe Konkordanzraten zwischen eineiigen Zwillingen, also Übereinstimmungsgrade hinsichtlich bestimmter autistischer Merkmale. Weitaus höhere als bei zweieiigen.

Schon ältere Studien hatten gezeigt, dass die Wahrscheinlichkeit von Übereinstimmungen bei normalen Geschwistern geringer als bei zweieiigen Zwillingen ausfällt, jedoch noch immer höher liegt als bei Familien, in denen es keine Fälle von Autismus gibt. Die Erblichkeit von Autismus wurde am Ende mit 74 bis 98 Prozent beziffert. Von außen einwirkende Faktoren könnten zwar autismusähnliche Merkmale hervorrufen, jedoch nicht mit derselben überwältigenden Wahrscheinlichkeit, die genetisch beobachtet wurde.

Ich bin keine Wissenschaftlerin, aber für mich klingt das plausibel.

Ich würde sogar noch einen Schritt weitergehen und behaupten, dass Autismus immer erblich bedingt ist, Symptome, die Autismus ähneln, aber auch von anderen Faktoren ausgelöst werden können. Nach der Genetikerin Wendy Chung sind 200 bis 400 Gene an der Entstehung von Autismus beteiligt. Gestützt wird ihre These von einer 2014 veröffentlichten Studie der Oregon Health and Science University. Ich vermag mir sehr viel auszumalen, aber dass Pestizide oder ein Masernimpfstoff zufällig 400 Gene in einem ungeborenen oder noch sehr jungen Kind entsprechend manipulieren, und dann auch noch zufällig die »richtigen«, das übersteigt meine Vorstellungskraft bei Weitem.

Als ich zur Welt kam, war meine Mutter erst fünfundzwanzig. Und dem Himmel sei Dank hatte sie absolut keine Ahnung, was da gerade geschah. Ich war ihr erstes und bin bis heute ihr einziges Kind, und der Mangel an Vergleichswerten führte dazu, dass meine Mutter mich irgendwie als normal wahrnahm. Mit einem Bruder oder einer Schwester zum Vergleich wäre ihr bestimmt aufgefallen, dass mit mir etwas nicht stimmte. Aber so akzeptierte sie mich einfach, wie ich war. Sie fand es in Ordnung, wenn ich mich komisch benahm. Mein Verhalten wurde nie als »krank« angesehen. Auch wenn ich mich vielleicht manchmal, wenn ich mir wehgetan hatte, lieber unter dem Tisch versteckte, als auf ihren Schoß zu kommen. Oder es ab und zu vorzog, mich von anderen Kindern fernzuhalten. Spielkameraden wurden trotzdem eingeladen. Meine Mutter forderte mich zwar, aber sie zwang mich nie zu etwas.

Und als sie der Gedanke beschlich, ich könne vielleicht doch etwas seltsam sein, beschieden ihr die Fachmänner schlicht und ergreifend, dass ich nun einmal hochbegabt sei und deshalb ein soziales Defizit hätte. Das gebe es aber häufig. Und es liege auch kein Grund zum Handeln vor, außer ich sei selbst unglücklich damit. War ich aber nicht. Mit meinen Büchern allein zu sein oder mit der Schultafel in meinem Zimmer zu spielen, war das Schönste für mich. Oder an der Tafel in Papas Musikstudio, die war nämlich noch viel größer.

Ich brauchte zwar laufend neue Reize – frühe Auswirkungen meiner Aufmerksamkeitsdefizitstörung –, war aber in der Lage, mir diese Reize selbst zu beschaffen. Wenn nicht, wurde ich von meinen Eltern bespaßt. Wir wohnten nah am Wald, zu unserem Haus gehörten ein gigantischer Garten, zwei Teiche mit Fischen, Fröschen und Libellen, ein Gewächshaus mit Tomaten, Gurken und Salat, ein Wintergarten, ein Hochbeet mit Erdbeeren, ein achtförmiger und in die Erde eingelassener Pool sowie ein großer Kirschbaum, auf den und in dem es sich spitzenmäßig klettern ließ.

Im Herbst fütterte ich die Eichhörnchen, die sich aus dem Wald zu uns verliefen, päppelte Igel auf und verbrachte viele Stunden auf dem Spielplatz. Mein Kinderzimmer war so voll mit Spielzeug, dass man beim Betrachten alter Bilder beinahe Klaustrophobie bekommt. Dabei war es sage und schreibe dreißig Quadratmeter groß. Mit all den Puppen und Büchern, mit einem Doppelbett samt Rutsche und Klettergerüst, mit der Natur vor der Tür und mit dem privaten Kindergarten, in dem neben einigen anderen Kindern auch Hunde, Katzen und Pferde anzutreffen waren, konnte selbst dem zappeligsten Kind nicht langweilig werden.

Auch überfordert fühlte ich mich nicht. Schließlich wuchs ich in einer Kleinstadt auf. Das Leben im Überschaubaren ist für viele Autisten ein absoluter Traum. Es passiert nicht viel, und es fällt wesentlich leichter, einer Routine zu folgen. Man kennt nicht nur die Menschen, die einem nahestehen, sondern auch die Bäckereifachverkäuferin und den Herrn von der Post. Das kann einem große Sicherheit geben. Mir ging es ähnlich. Zumindest, bis ich in die Pubertät kam. Von da an wollte ich nur weg. Ab in die Großstadt.

Der Rosinentest

Ich neigte schon früh zur Rebellion. Ich musste deshalb sogar mit drei Jahren den Kindergarten wechseln. Es war eine evangelische Einrichtung, in die mich meine Eltern schickten, weil sie sehr nahe an unserer Wohnung lag. Eines Morgens wagte ich es, die Erzieherin zu fragen, warum wir eigentlich beten müssten. Zu Hause wurde ich nie mit Religion konfrontiert, und ich fand das Ganze schon im zarten Alter eher albern. Ich sollte mit jemandem reden, den ich weder sehen noch hören konnte? Aber ich hatte doch schon Probleme, mit den Menschen zu kommunizieren, die im selben Raum wie ich waren und ungefähr meine Körpergröße aufwiesen!

Meistens hatte ich auch dazu keine Lust.

Wenn aber, dann war meine Andersartigkeit ein Vorteil, kein Manko. Ich konnte witzig sein und mir prima Geschichten und Spiele ausdenken. Auch die für Autisten recht typischen Faibles für abseitige Themen – in der Literatur werden seltsamerweise immer dieselben Spezialinteressen als Beispiele genannt: Dinosaurier, Kirchtürme, Waschmaschinen und Biersorten (!) – kommen in der Kindheit gut an. Mein ausgedehntes Wissen über unser Sonnensystem und das Wattenmeer ließen Erwachsene und Kinder gleichermaßen staunen.

Gleichzeitig fiel mir wirkliche Kommunikation mit anderen unglaublich schwer. Als ich ungefähr ein Jahr alt war, schleppte meine Mutter mich zum Kinderarzt. Es ging nicht um Autismus oder ADHS, sondern nur um den gewöhnlichen Entwicklungstest, den alle Kinder in einem bestimmten Alter machen müssen (oder zumindest damals mussten).

Die Aussage meiner Mutter, dass ich schon sehr früh laufen konnte, jedoch nie gelernt hatte zu krabbeln, beeindruckte den Arzt nicht. Besorgnis zeigte er erst, als er Karten mit Bildern hochhielt und ich mich partout weigerte, die Dinge zu benennen.

Ich hatte noch keinen Ton gesagt. Die Fähigkeit, mit Fremden zu sprechen, sollte ich erst nach der Pubertät richtig erwerben.

Onkel Doktor begann, langsam ernsthaft an meiner Entwicklung und am Verstand meiner Mutter zu zweifeln, die wieder und wieder beteuerte, dass ich seit Monaten spräche, auch in ganzen Sätzen, dass ich Kinderlieder auswendig mitsänge und mich sogar an Fremdsprachen versucht hätte. Meine Mutter muss dem armen Mann vorgekommen sein wie eine der allerersten Helikoptermütter, unablässig über ihrem Kind kreisend und seine Vorzüge herausstellend, von denen jedoch kein einziger zu erkennen war.

Schließlich gaben sowohl meine Mutter als auch ihr leicht genervtes Gegenüber auf. Die Untersuchung ging weiter, und der Arzt fuhr mit seinen Tricks fort. Zum krönenden Abschluss sollte ich den Pinzettengriff vorführen, also etwas mit Daumen und Zeigefinger aufnehmen und nicht einfach gleich wieder fallen lassen. Dafür legte der Arzt drei Rosinen vor mich.

Ich liebte Rosinen.

Bedächtig nahm ich eine nach der anderen zwischen meine kleinen Finger und stopfte sie mir in den Mund. Erleichtert, dass ich wohl nicht komplett zurückgeblieben war, schickte sich der Doktor an, die Untersuchung zu beenden. Als er aufstand und aus dem Zimmer gehen wollte, blieb er jedoch wie vom Donner gerührt in der Tür stehen.

»Könnte ich von den Rosinen noch etwas mehr bekommen?«

Der Arzt drehte sich um und sah zwischen mir und meiner Mutter hin und her.

»Hat Ihr Kind das gerade gesagt?«

Bevor meine Mutter ein Wort herausbrachte, wiederholte ich meine Frage, freilich ohne auf seine, mir wohl redundant erscheinende, zu antworten.

Bei einem gut geschulten Kinderpsychologen hätten spätestens jetzt alle Alarmglocken geläutet. Verschwiegen und schüchtern trotz früher Sprachentwicklung, dazu das Unvermögen zu krabbeln, das sind definitiv Anzeichen für Asperger. Immer wenn ich an meiner Diagnose zweifle, und das tue ich oft, führe ich mir vor Augen, wie unglaublich autistisch ich als Baby, Kind und Teenager gewesen bin. Die Zweifel bleiben trotzdem. Viele Asperger-Autisten zweifeln. Vielleicht sollte man den

Zweifel an der eigenen Diagnose als Diagnosekriterium aufnehmen.

Mit fünf Jahren wurde ich zum Vorgespräch in die Grundschule eingeladen. Mein armer zukünftiger Schulleiter machte den Fehler, mich zu bitten, ihm ein Lied vorzusingen.

Ich entschied mich für »Das rote Pferd«.

Nach zwei oder drei Durchläufen und ebenso vielen Farbvarianten wurde ich unterbrochen. Der Direktor war der Meinung, ich hätte genug gesungen. Einigermaßen echauffiert teilte ich ihm mit, dass das Lied erst vorbei sei, wenn das *bunte* Pferd komme. Dann sang ich weiter. Und zwar so lange, bis mir keine Farben und Muster mehr einfielen. Der Direktor drehte sich zu meiner Mutter um und versprach ihr, mich so schnell wie möglich einzuschulen, damit ich nicht alle mit meiner offensichtlichen Unterforderung in den Wahnsinn treiben konnte. Ich dagegen war schon immer überzeugt von meinem großen Talent, Menschen in Grund und Boden zu labern. Für mich war das nie ein Zeichen herausragender Intelligenz, sondern schlicht eine Selbstverständlichkeit.

Anders sah es mit dem Sprechen vor vielen Zuhörern aus. Erst seit ungefähr einem Jahr spüre ich keine nackte Panik mehr meinen Rücken hinaufkriechen, wenn mir die Worte »Weiß ich nicht« oder »Kenn ich nicht« oder »Ach, das ist mir neu« über die Lippen gehen.

Im ersten Kindergarten war ich nicht in der Lage, Lieder mitzusingen, wenn ich mich nicht vollkommen textsicher fühlte. Im zweiten gab es jeden Tag einen Musikkreis, in dem alle zum Gitarrenspiel einer der Erzieherinnen sangen.

Nein, nicht alle.

Ich schwieg.

Wochenlang.

Susanne, eine der Mitarbeiterinnen und mein späteres Kindermädchen, informierte meine Mutter über meine Weigerung mitzusingen. Man einigte sich darauf, dass ich tun und lassen konnte, was ich wollte (im Rahmen, versteht sich). Und wenn ich nicht singen wollte, dann ließ ich es eben bleiben.

Zur Überraschung aller begann ich aber kurz darauf, kräftig mitzusingen. Der Grund dafür war ganz einfach: Endlich konnte ich die Texte des gesamten Repertoires auswendig. Ich wünschte mir sogar selbst mal ein Lied. Dabei handelte es sich vollkommen jahreszeitenunabhängig stets um »Jingle Bells«.

Im Sprachunterricht lagen die Dinge ähnlich. Ich sprach vor den anderen kein einziges Wort Englisch, bis ich nicht der Sprache ganz und gar mächtig war und wusste, wie man alles aussprach. Nicht auszudenken, was passiert wäre, wenn ich eine falsche Vokabel benutzt oder sie gar falsch ausgesprochen hätte. Nicht perfekt zu sein, gestand ich mir erst später zu. Viel später.

Nach einer gescheiterten Ehe und einer gescheiterten Verlobung.

Das Schreiben ist mir schon immer leichtgefallen. Auch wenn das über die Qualität der Ergebnisse erst einmal nichts aussagt. Die Worte purzeln mir nur so aus dem

Kopf in die Arme, fließen von da in die Finger und plätschern auf die Tastatur, und zwar ohne dass ich mich dafür besonders anstrengen müsste.

Sprechen ist so viel schwieriger als schreiben. Ich kann sprechen, das ist nicht das Problem. Viele Autisten können sprechen. Das heißt aber eben nicht, dass wir es immer oder über jedes Thema können. Bei mir ist es zum Beispiel so, dass ich bei emotionalem Hochwasser die Schotten dichtmache. Über Gefühle zu reden, war mir schon immer zuwider.

Über Gefühle zu schreiben, bereitet mir dagegen keine Probleme. Teilweise finde ich sogar erst durch das Schreiben heraus, was ich fühle. Weil in meinem Kopf zu viele Worte herumfegen, um mir einen Reim aus ihnen machen zu können.

Voll Zorn schrieb ich 1999, mit zehn Jahren, meinen ersten Zeitungsartikel. Anlass dafür war unsere Klassenfahrt zu einem sogenannten »Fünf-Städte-Heim«. Die kleine Reise entpuppte sich als Albtraum. Die Zustände, die wir vorfanden, waren nicht gut, dazu wurden wir Kinder auch noch mies behandelt. Mit Wut im Bauch kam ich nach Hause zurück. Ich wollte mir das nicht bieten lassen. Ich wollte, dass sich die Politiker der Sache annähmen.

Meine Mutter brachte mich schließlich auf die Idee, das Erlebte aufzuschreiben und an die örtlichen Zeitungen zu verkaufen. Das klappte tatsächlich. Der Artikel wurde gedruckt, daraufhin fuhren ein paar Lokalpolitiker los und schauten sich vor Ort einmal um. Mit dem Resultat, dass es erst nach der Erfüllung einiger Auflagen wieder erlaubt war, Kinder in das ungastliche Heim zu schicken. Meine Zeilen hatten tatsächlich etwas bewegt. Derart beflügelt machte ich weiter. Die Hoffnung, mit Worten auf Papier zu einer winzigen Verbesserung der Welt beitragen zu können, hat mich bis heute nicht verlassen.

Ein Buch mit sieben Siegeln

Obwohl ich viele andere Autisten kenne, hat sich nur zu einem eine richtige Freundschaft entwickelt. Und obwohl wir nicht weit voneinander entfernt wohnen, läuft unsere Kommunikation größtenteils digital ab.

Das ist natürlich die Erfüllung eines der hartnäckigsten Klischees überhaupt. Über das Internetverhalten von Autisten und ihre Vorliebe für die Kommunikation in der virtuellen Welt gibt es viele Artikel. Fast alle können auch die Gründe dafür benennen: Online-Gespräche sind einfacher zu lesen. Ein Smiley besitzt eine festgelegte Bedeutung, er muss nicht erst mühsam entschlüsselt werden. Der gesamte Mimik- und Gestik-Spuk fällt weg und damit auch der komplexeste Part jeder Unterhaltung.

Neurotypische Menschen bemängeln immer wieder, dass digitale Kommunikation nicht real sei, weil ihr wichtige Bestandteile fehlten. Autisten genießen das eher. Nicht immer, aber oft. Und für sie besitzt schriftliche Kommunikation noch einen weiteren, nicht zu unterschätzenden Vorteil – man kann sie jederzeit beenden.

In einem real stattfindenden Gespräch wirkt es bestenfalls eigenartig oder egozentrisch, schlimmstenfalls aber, als sei man komplett bescheuert, wenn man sich plötzlich umdreht und weggeht. In einer Twitter-, Facebook- oder Skype-Unterhaltung fällt es nicht weiter auf, wenn man nicht mehr antwortet. Irgendwann tut man es ohnehin, wann das passiert, ist dem Gegenüber in den meisten Fällen nicht so wichtig. Auch neurotypische Menschen brechen, meiner Erfahrung nach, Onlinekonversationen einfach ab, ohne sich zu verabschieden. Die Etikette ist einfach eine andere. Das kommt mir sehr entgegen. Denn als Autistin bin ich nicht sehr vertraut mit den Gepflogenheiten sozialer Interaktion.

Autisten haben ein grundsätzliches Problem damit, zwischen sich und anderen Menschen zu unterscheiden. Oder auch damit, diesen anderen Menschen bestimmte Gedanken, Gefühle, Wünsche, Vorhaben zuzuschreiben und sie vorherzusagen. »Theory of Mind« heißt die uns abgehende Fähigkeit im Fachjargon.

Dazu existiert ein Autismus-Test für Kleinkinder. Man setzt sich mit dem Kind und einer Puppe vor, sagen wir, drei Becher. Das klassische Hütchenspiel, bloß ohne kriminelle Energie. Dann nimmt man einen Gegenstand, zum Beispiel eine Murmel, und legt sie unter einen der Becher. Die Puppe »sieht« dem Geschehen »zu«, ebenso das Kind. In einem zweiten Durchgang dreht man die Puppe weg und legt die Murmel vor den Augen des Kindes unter einen anderen Becher. Dann lässt man die Puppe wieder »hinschauen« und fragt das Kind, wo sich nach Meinung der Puppe wohl die Murmel befindet.

Dieser Test hätte mit mir garantiert nicht funktioniert. Ich hätte einen für alle anwesenden Erwachsenen furchtbar langweiligen Vortrag darüber gehalten, dass Puppen nichts wissen oder sehen können, weil sie keine Lebewesen sind. Auf den Hinweis, dass ich mir doch aber die Lebendigkeit der Puppe vorstellen könnte, hätte ich vermutlich mit Abscheu reagiert. Pah. Lebende Puppen.

Aber der eigentliche Clou des Tests ist, dass autistische Kinder eher den Becher nennen, unter dem sich die Murmel tatsächlich befindet. Sie sind nicht in der Lage zu erkennen, dass eine weggedrehte Puppe nichts über Vorgänge hinter ihrem Rücken wissen kann. Autistische Kinder unterscheiden nicht zwischen ihrem Wissen und dem der Puppe. Neurotypische Kinder hingegen können das. Sie spielen das Spiel mit und versetzen sich in die Puppe hinein. Sie antworten »richtig« im Sinne des Tests.

Neurotypische Menschen sind auch imstande, Gespräche mit anderen mehr oder weniger problemlos zu führen. Sie erfassen Mimik und Gestik ihres Gegenübers ohne Mühe und können sie analysieren.

Ich nicht.

Mimik und Gestik sind für mich ein Buch mit sieben Siegeln.

Das liegt auch daran, weil ich anderen Menschen fast nie ins Gesicht sehe. Während eine gute Freundin neulich am Telefon mein Gesicht bis auf die letzte Sommersprosse beschreiben konnte, beinhaltete meine Aufzählung gerade einmal ihre roten Haare und ihre vermutlich hellen Augen (sie sind grünbraun). Dabei besitzt besagte Freundin eigentlich sehr markante Züge.

Wenn man Gesichter nicht beachtet, lernt man recht wenig über sie. Es gibt Autisten, die die Finessen der Mimik bis ins Detail beherrschen und die Bedeutung einzelner Muskelbewegungen praktisch auswendig lernen. Ich bin schon froh, die Grundstimmung halbwegs ausmachen und nachahmen zu können.

Feinheiten an der Stimme zu erkennen, fällt mir leichter. Die Emotionen einer Mutter sollte ein Kind, so die Auskunft von Freunden und Familie, an ihrem Gesicht ablesen können wie von einer Plakatwand. Ich kann das nicht.

Für mich ist es einfach das Gesicht meiner Mutter, das ich mir, obwohl ich sie wirklich sehr liebe und jeden Tag sehe, nicht wirklich einprägen kann. Am Tonfall ihrer Stimme erspüre ich ihre Stimmung dagegen sofort. Leider dauerte es sehr lange, bis ich mein auditives Einfühlen derart perfektioniert hatte, und ich bin mir nicht sicher, ob mir Ähnliches je auch bei einem anderen Menschen gelingen wird. Obwohl – leichter als zu lernen, Gesichter zu lesen, ist es allemal.

Natürlich verstehe ich, dass Menschen, die weinen, meist wenig Spaß haben. Und Menschen, die lachen, häufig irgendwie glücklich sind. Aber eben nicht immer. Man kann auch vor Glück weinen oder hämisch lachen. Mit bloßer Theorie kommt man beim Deuten von Gefühlen nicht sehr weit. Alles, was man am Gesicht eines anderen über dessen Stimmung ablesen kann, ist extrem schwer zu erkennen, wenn man es bewusst tun muss und nicht, wie neurotypische Menschen, intuitiv beherrscht. Deswegen spreche ich auch gern von meinen Problemen mit sozialer Intuition. Ich bin schon zufrieden, wenn ich meine eigenen Gefühle halbwegs treffsicher identifizieren kann.

Wenn man mir einen Blick zuwirft, dann besitzt der Blick für mich keine Bedeutung außer: Dieser Mensch schaut mich an. Böse oder freundlich, das würde ich vielleicht noch erkennen. Aber herauszubekommen, was damit genau ausgedrückt werden soll und was das für mich bedeutet, ist verdammt schwierig.

Gesichter sind unfassbar komplex. Ich habe einmal versucht zu ergoogeln, wie viele Muskeln so ein Gesicht hat. Die Antworten reichten von 16 (dubiose Fitnesswebseite) über 26 (Wikipedia) bis hin zu 43 (*New York Times*) und »über 50« (*Zeit online*). Ich finde das ziemlich rätselhaft. Sollte man die Muskeln nicht einfach zählen können? Auf jeden Fall sind es viele. Und diese vielen Muskeln können sich auf die unterschiedlichsten Arten in die verschiedensten Richtungen drehen und dabei alle möglichen Dinge bedeuten.

All das passiert innerhalb von Sekunden. Eine gerunzelte Stirn kann Geringschätzung, Zorn, Erstaunen oder sogar Koketterie zum Ausdruck bringen (behaupten Experten, und ich wage nicht, sie anzuzweifeln). Den Unterschied markiert jeweils das Zusammenspiel der Muskeln und der Augen. Sie verbinden sich zu so etwas wie einer Symphonie und zaubern am Ende aus vielen Tönen eine Melodie, die den meisten dann signalisiert, dass der Partner furchtbar genervt ist oder geil oder beides.

Mir signalisiert sie nicht das Geringste. Mir muss einer mit Worten sagen, wie er sich fühlt, sonst verstehe ich entweder gar nichts oder aber, gemäß Murphys Gesetz, garantiert das Falsche.

Was andere einfach so können, musste ich erst lernen. Zum Beispiel die Kontrolle meiner Mimik. Ich habe mir Gesichtsausdrücke richtiggehend angeeignet. Meine natürliche Reaktion, wenn es mir sehr schlechtgeht, ist natürlich auch zu weinen, ich bin ja ein Mensch, aber ich neigte dann früher eben dazu, gleich wieder zu lächeln. Das musste ich mir abgewöhnen, weil das alle anderen seltsam fanden. Ich lernte daher ein »Mama-Gesicht«, das war fröhlich, ein »Oma-Gesicht«, das war eher nachdenklich, ein »Papa«- und ein »Opa-Gesicht«. Ich lernte die verschiedenen Gesichtsausdrücke von den Menschen, die ich gut kannte. Bei allen anderen habe ich die über die Mimik mitgeteilten Gefühlsregungen ja nicht verstanden.

Dennoch muss ich mich noch immer extrem konzentrieren, wenn ich unter Leuten bin. Ich muss auf mein eigenes Gesicht achten und gleichzeitig darauf, wie der andere guckt, welcher Muskel sich in seinem Gesicht bewegt, um überhaupt etwas mitzubekommen. Und dann soll ich ja auch noch zuhören und dabei nicht ganz bescheuert aussehen und nicht allzu sehr auf meine Angst vor einer unangenehmen Gesprächspause achten.

Lange Jahre stellte es mich vor die größten Probleme, ein Gespräch zu führen. Ich habe Small Talk gepaukt, so wie andere Formeln oder Daten für eine Prüfung büffeln. Mir blieb nichts anderes übrig, denn die Menschen haben in Unterhaltungen nie so reagiert, wie ich es erwartete. Die spannendsten Themen schienen sie nicht zu interessieren. Meist kam schnell der Punkt, an dem ich merkwürdig angesehen wurde, und das Gespräch war beendet. Ich vermute, das lag daran, dass ich auch dann weitergeredet habe, wenn mein Gegenüber mir sein Desinteresse an einem Thema oder an unserer Interaktion überhaupt bedeutet hatte.

Andererseits: Sind nicht über 99 Prozent der Unterhaltungen, die Menschen so den Tag über führen, unfassbar langweilig? Kollegen erzählen von ihrem Wochenende, Bekannte prahlen mit Partner, Kind und Auto. Die allermeisten Menschen hören gar nicht zu, wenn jemand etwas sagt. Sie wollen selbst reden und erwarten, dass ihnen zugehört wird. Und obwohl sie nichts von dem interessiert, was ihr Gegenüber so von sich gibt, wissen sie doch intuitiv, wie sie sich verhalten müssen, um wie ein freudig lauschender Gesprächspartner zu wirken.

Ich musste mir das mühsam beibringen. Small Talk zu beherrschen, zählt zu den wichtigsten Eigenschaften, um von Neurotypischen als Rudelmitglied akzeptiert zu werden. Als wenig hilfreich stellte es sich beim Lernen heraus, mich an Dialogen aus Filmen oder Serien zu orientieren. Kein Mensch spricht so. Noch während der Schulzeit stellte ich das hoffnungsvoll gestartete Projekt »Sitcom« wieder ein. Ohne eingespieltes Lachen vom Band wirkte meine Art zu sprechen äußerst unnatürlich.

Dagegen half es, Mitschüler und Familienangehörige beim Small Talk zu beobachten und sie zu imitieren. Mit der Zeit bekam ich den Dreh raus. Man muss Fragen stellen, aufmerksam nicken und Bezug auf das nehmen, was der andere gesagt hat. An den richtigen Stellen lachen, das Gegenüber ganz kurz an Arm oder Ellenbogen fassen. Das schafft Vertrautheit. Die Themen dürfen nie allzu sehr in die Tiefe gehen, und am besten streut man hier und da ein Witzchen ein.

Für mich fühlt sich das Befolgen dieser Regeln an, wie am offenen Gehirn operiert zu werden. Deswegen macht es mich auch so müde. Und wofür das Ganze? Für eine Unterhaltung über nichts und das dem anderen hoffentlich vermittelte Gefühl, man selbst sei total nett und locker drauf. Ob sich der Aufwand wirklich lohnt? Ganz sicher bin ich mir da immer noch nicht.

Mittlerweile erkenne ich andere Asperger-Autisten nicht nur an der Art und Weise, wie sie auf Geräusche und Helligkeit reagieren. Sondern auch daran, wie sie sich in Gesprächen verhalten. Insbesondere wenn es sich um Autisten handelt, die noch keine Diagnose haben oder nicht versuchen, ihren Defiziten entgegenzuwirken. Sie neigen dazu, in Unterhaltungen keinen Bezug zur anderen Person herzustellen, etwa durch Zwischenfragen. Stattdessen erzählen sie von sich, um dem Gegenüber zu signalisieren, dass sie etwas Ähnliches auch schon einmal erlebt hätten. Von den meisten Menschen wird das aber als Desinteresse und Selbstbezogenheit interpretiert. Dabei versuchen Autisten auf diese Weise, eine Beziehung zum anderen aufzubauen.

Es ist einfach schrecklich kompliziert.

Eine Zeit lang half mir das Rauchen. Ich hatte es mir leider nach dem Abitur angewöhnt. Die Schulzeit über weigerte ich mich standhaft, egal wie oft mir von Freunden Zigaretten vor die Nase gehalten wurden. Irgendwann war es um meine Selbstbeherrschung geschehen. »Die steht dir total«, sagte eine Freundin einmal und meinte ihre Zigarettenschachtel, die sie mir in die Hand gedrückt hatte, um in einem holzgetäfelten Imbiss die Pommes zu bezahlen. Insgesamt rauchte ich fünf Jahre, davon die meiste Zeit intensiv und mindestens eine Schachtel pro Tag.

Nur wenn ich für mich allein war, rauchte ich nie. Unter Leuten hatte das Rauchen aber einen unschätzbaren Vorteil: Es erlaubte mir, mich unter einem einleuchtenden Vorwand aus einer sozialen Interaktion rauszuziehen. Eine Raucherin, die mal kurz vor die Tür geht, wird von allen akzeptiert. Bei jemandem, der fünf Minuten für sich braucht, um sich zu sammeln, denken die Leute jedoch: Was hat der denn?

Wie ein Reh im Scheinwerferlicht

Nachdem ich voll Neugier und Wissensdurst in meine Schulzeit gestartet war, ebbte die anfängliche Begeisterung schnell ab. Alles erschien mir zäh und langweilig, und ich hatte zunehmend das Gefühl, für bescheuert gehalten zu werden. Also ging ich dazu über, mich im Unterricht anderweitig zu beschäftigen.

Ich verbrachte Stunden damit, Türme aus meinen Stiften zu bauen, Socken zu malen oder mir Fluchtwege zu überlegen für einen nichts als hypothetischen Brandfall. Bedauerlicherweise verspürte ich das Bedürfnis, meine Brandschutzweisheiten mit den anderen zu teilen. Dabei hatte ich nicht einmal Angst vor einem Feuer. Warum auch? Es hatte ja noch nie gebrannt. Aber mir war eben meist schrecklich langweilig, und ich wollte mein Gehirn wenigstens dazu benutzen, Vorsorge für den Tag X zu treffen. Eventuell konnte ich so irgendwann unser aller Leben retten. Die arme Ulrike, die neben mir saß, trieb ich damit allerdings in den Wahnsinn. Das Ganze flog auf, als sie anfing, im Kunstunterricht nur noch brennende Gegenstände zu malen. Besonders eindrucksvoll gelang ihr ein brennendes Schiff mit weißroten Segeln.

Derart abgelenkt, verpasste ich den Anschluss und den Moment, wenn es im Unterricht tatsächlich weiterging und Dinge besprochen wurden, die das erste und nicht das tausendste Mal dran waren.

In Sachen Mitarbeit hatte ich ein ausgeklügeltes System entwickelt. Es beruhte auf der Erkenntnis, dass man nicht drangenommen wurde, wenn man sich ständig meldete. Bekamen wir Hausaufgaben auf, notierte ich nur die Hälfte der Aufgaben. Sollten Nr. 1 und Nr. 2, und zwar jeweils a) bis f), bearbeitet werden, schrieb ich auf: Nr. 1 und Nr. 2, a) bis c). Ich war ja nicht blöd. Meine Mutter kontrollierte die Hausaufgaben, und sie würde meckern, wenn ich nur einen Teil erledigte. Ich arbeitete also einige Wochen zu Hause ausschließlich Teilzeit und meldete mich am nächsten Tag, noch bevor die Lehrerin nach den Hausaufgaben fragte. Brav trug ich eine meiner Lösungen vor und lehnte mich anschließend für den Rest der Stunde zurück. Immerhin meldete ich mich überhaupt. Mit dem Eintritt in die wunderbare Welt der weiterführenden Schule hörte ich damit komplett auf.

Nach einem halben Jahr kam mir die Mathelehrerin auf die Schliche. Sie rief meine Mutter an. Zur Strafe sollte ich alle Aufgaben des Halbjahrs nachholen. Meine Mutter war zwar wütend (aber sicherlich auch beeindruckt, wer wäre das nicht in so einem Fall?), sagte der Lehrerin aber, dass es deren Aufgabe gewesen sei, mich besser zu kontrollieren. Meine Mutter sah überhaupt nicht ein, dass ich ein halbes Jahr Mathe nachholen sollte, zumal ich sowieso schon alles beherrschte. Die gute alte Zeit.

Nach der Grundschule wurde ich, trotz ausdrücklicher Realschulempfehlung, auf ein Gymnasium geschickt. Eines von der Sorte, auf dem Abiturienten noch Oberprimaner heißen und sich die Lehrer gern Oberstudienrat nennen. Was in meinen ersten Lebensjahren nur selten ein Problem gewesen war, machte mir nun fast immer zu schaffen. Ich wurde mir meiner sozialen Unzulänglichkeiten auf schmerzliche Weise bewusst.

Bereits in der ersten Klasse der Grundschule hatte ich mir einmal mitten im Unterricht in die Hose gemacht, weil ich nicht darum bitten wollte, austreten zu dürfen. Alles daran erschien mir furchtbar: das Melden, die Blicke von den Mitschülern und der Lehrerin auf mir, das Sprechen über ein körperliches Bedürfnis vor Menschen, die ich erst seit einigen Wochen kannte. Ich zog es lieber vor, so lange auszuhalten, bis meine Blase platzen würde. Was dann nicht geschah.

Im Gymnasium fand meine Mathelehrerin es besonders witzig, mich vor der gesamten Klasse nach Lösungen zu fragen, wenn ich mich nicht meldete. Sie fand ausreichend Gelegenheit dazu, denn ich meldete mich nie. Wenn ich, statt zu antworten, irgendetwas entgegnete, um erfolglos Zeit zu schinden, fragte sie mich vor versammelter Mannschaft, ob ich denn ganz und gar verblödet sei.

Ihre seelische Grausamkeit führte bei mir regelmäßig zu Schweißausbrüchen, und das nicht nur in ihrem

Unterricht. Ich lebte quasi in ständiger Angst davor, irgendetwas gefragt zu werden. Und die Chancen standen hundert zu gar nichts, dass ich dann nicht zugehört haben würde. Oder ich würde zugehört haben, doch die Antwort nicht wissen. Oder ich würde zugehört haben und auch die Antwort wissen, mich aber wie ein Reh im Scheinwerferlicht fühlen und alles vergessen haben, sobald man nur meinen Namen sagte.

Ich quälte mich täglich in das Backsteingemäuer des Grauens, und täglich wurde der Horror schlimmer. Ich litt Qualen im Sportunterricht. Der Sportunterricht war das Vorzimmer zur Hölle. Ich fürchtete mich stundenlang davor hinzufallen, nur um dann, man ahnt es, hinzufallen.

Guten Tag, mein Name ist Denise, und ich bin Bewegungslegasthenikerin.

Es ist nicht so, dass ich mir keine Mühe gebe, mich ohne Blessuren durch die Welt zu bewegen. Es gelingt mir nur nicht besonders gut.

Ich hasste den Sportunterricht. Die begabten Kinder mochten ihn auch nicht besonders, denn sie waren chronisch unterfordert. Ihre Hauptaufgabe bestand darin, achtzugeben, ihre unsportlichen Mitschüler nicht aus Versehen umzubringen. Und das ist nicht einmal im übertragenen Sinne gemeint.

Ich habe so viele Schmetterbälle in Körperteile gepfeffert bekommen, die dafür nicht gemacht sind, dass es erstaunlich ist, dass ich noch aufrecht gehen kann. Einmal bekam ich einen Volleyball so hart in den Solarplexus gespielt, dass ich auf der Stelle ohnmächtig wurde. Und an einem anderen Tag reagierte ich beim Schwimmen so allergisch auf das Parfüm der sehr, sehr alten Frau auf der anderen Bahn, dass ich um ein Haar ertrunken wäre.

Es kam mir wirklich vollkommen sinnlos vor, dass man mich zu Ballsport, Turnen oder Schwimmen zwang, aber so war es nun einmal. Und so wird es wohl auch noch vielen Schülern ergehen. Der Sportunterricht ist das einzige Fach, das selbst in Komödien, die in Schulen spielen, nicht lustig wirkt.

An meinem »altehrwürdigen« Gymnasium wurde mehr Wert auf das Auswendiglernen von Gedichten, Formeln und Lehrermeinungen gelegt als auf alles andere. Kreativität und eigenständiges Denken fanden nicht statt. Nicht einmal, wie man richtig lernte, sich Wissen anzueignen und es dann vernünftig einzusetzen, erklärte einem einer. Und ich hatte noch Glück. Mit zwölf kam ich in ein Förderprogramm für hochbegabte Kinder.

Vorausgegangen war der verzweifelte Anruf meiner Mutter bei der Leiterin des Programms. Meine Mutter hatte von diversen Ärzten gesagt bekommen, dass der Grund für die Beeinträchtigung meiner sozialen Fertigkeiten in meiner unglaublichen Klugheit zu finden sei. Irgendwann konnte sie es nicht mehr hören. Sie nahm das Telefon in die Hand und erreichte mit einem längeren, verzweifelten Monolog, dass ich in die Hochbegabtenförderung aufgenommen wurde. Sogar ohne die üblicherweise verlangten Empfehlungsschreiben von Lehrern und auch ohne IQ-Test.

Das Programm gefiel mir. Alle anderen waren genauso komisch wie ich.

Oder sogar noch komischer. Wie Oliver, der von sich ausschließlich in der dritten Person Singular sprach und ein immenses Mitteilungsbedürfnis verspürte. Wenn Oliver nicht damit beschäftigt war, *nicht* still sitzen zu wollen (»Oliver will nicht mehr sitzen«) oder aus seinem Leben zu erzählen (»Oliver hatte wieder eine Fünf in der Schule«), kommentierte er, was er gerade so tat (»Oliver mag diese Übung«). Bei alldem war Oliver nie aggressiv oder laut. Es handelte sich stets um nüchterne Feststellungen und Bemerkungen, die ein wenig klangen wie vorgelesene Zeugniskommentare.

Die Förderstunden waren Inseln im ansonsten mehr als tristen Schulalltag. In meiner Klasse hatte ich einen schweren Stand. Und das ist noch untertrieben. Die anderen Kinder beschimpften und bespuckten mich. Das war ihre Art, mir zu zeigen, wie seltsam sie mich fanden.

Mobbing

Autisten und Empathie – ist das nicht eine unmögliche Kombination? Zwei Wissenschaftler der École polytechnique fédérale de Lausanne behaupten das Gegenteil. Nach der von Henry und Kamila Markram aufgestellten Intense World Theory begreifen und fühlen Autisten die Welt sogar intensiver als neurotypische Menschen. Die heute als Autismus bekannten Eigenschaften sind, so die beiden Markrams, nichts als Bewältigungsmechanismen. Denn ein Autist »leide« gerade nicht unter einem Mangel an Empathie, sondern eher unter einem derart überwältigenden Zuviel, dass sozusagen zu seinem Schutz alle vorhandenen empathischen Gefühle ausgeknipst würden. Folgt man dieser Theorie, dann drohen wir Autisten ständig in einem Meer aus Emotion und Reiz unterzugehen. Um nicht zu ertrinken, halten wir uns an totem Holz fest.

Andere Wissenschaftler vertreten genau die entgegengesetzte Position. Für mich selbst kann ich sagen, dass es bei mir mit der Empathie tatsächlich nicht so weit her ist. Es fällt mir extrem schwer, mich in andere

Menschen hineinzuversetzen, ohne dass ich so etwas wie eine Anleitung bekomme. Einfach erraten, was andere fühlen, das funktioniert bei mir nicht. Ich muss es gesagt bekommen, oder man muss es mir anderweitig verdeutlichen. Dann empfinde ich sehr wohl mit ihnen.

Und dazu muss ich den Einzelnen nicht einmal kennen. Wenn jemand Schmerzen hat, seien es körperliche oder seelische, und mir davon erzählt, dann erlebe ich diesen Schmerz mit ihm. Wenn mir jemand sagt, er sei traurig, weil sein Großvater gestorben ist, dann tut es mir sehr leid für ihn. Dann verspüre ich das Bedürfnis, ihn zu trösten, denn ich kann mich daran erinnern, wie traurig ich war, als mein Großvater starb. Von mir auf andere zu schließen, gelingt mir nämlich mühelos.

Oder ein anderes Beispiel.

Eine Freundin trennt sich von ihrem Freund. Pragmatismus-Girl (also ich) denkt dann, dass es ihr gutgehen müsse. Immerhin war sie es ja, die sich getrennt hat. Es war also ihr Wunsch und Wille, und somit ist alles Sahne mit Zuckerstreuseln obendrauf.

Besagte Freundin muss mir ausdrücklich erklären, dass es ihr schlechtgeht, oder es mir, besser noch, zeigen. Vielleicht, indem sie weint. Am besten erklärt sie mir auch noch, warum sie traurig ist. Sonst verstehe ich es nicht. Nicht, weil es mich nicht interessiert oder weil ich herzlos bin oder mich für den Nabel der Welt und das Maß aller Dinge halte.

Mein Gehirn funktioniert eben so.

Am leichtesten fällt mir Mitgefühl dort, wo es am offensichtlichsten ist: bei Tieren. Tiere labern einen nicht voll oder gestikulieren wild. Sie heulen, schreien, weinen. Sie leiden nicht mysteriös, sondern penetrant. Wie wunderbar! Natürlich ist es nicht wunderbar, dass sie überhaupt leiden. Aber sie tun es auf eine Art, die mir instinktiv einleuchtet. Wenn meine Katze herzerweichend miaut, weil es ihr nicht gutgeht, habe ich Tränen in den Augen. Ich ertrage es nicht. Das liegt nicht an meiner überragenden Empathie, sondern an meinem wirklich ausgeprägten Mitgefühl. »Sympathy« statt »empathy«. Wenn alle Menschen über ihre Gefühle sprechen und sie auf diese Weise miteinander teilen könnten, gäbe es garantiert weniger Missverständnisse und Verletzungen.

In der Schule hatte ich es mir noch nicht antrainiert, Blickkontakt mit meinen Gesprächspartnern zu halten. Weil ich ihre Mimik sowieso nicht lesen konnte, sah ich den anderen bei einer Unterhaltung nicht in die Augen. Zusammen mit meiner notorischen Impulsivität und Unruhe wurde das als eindeutiges Zeichen dafür aufgefasst, dass ich die meiste Zeit Lügen erzählte.

Dabei bin ich eine hundsmiserable Lügnerin.

Ich beherrschte lange Zeit nicht einmal den Umgang mit sogenannten »White Lies«, also harmlosen und im sozialen Kontakt durchaus hilfreichen Notlügen.

Wenn mich jemand fragte, wie ich sein neues Hemd fände, und mir gefiel es nicht, dann sagte ich: »Hässlich!«

Manchmal passiert mir das jetzt noch. Dann sage ich, ohne es zu merken, Dinge, die man besser nicht sagen sollte.

Meine Freundin Ingrid erinnerte mich vor Kurzem an meine Bemerkung, in ihrem neuen Pulli sähe sie aus wie ein Marshmallow. Im Nachhinein verstehe ich, dass das eher unglücklich formuliert war. Aber auch nur, weil Ingrid es mir so deutlich zu verstehen gegeben hat. Ich habe sie mit meinem unüberlegten Kommentar verletzt und es so lange nicht bemerkt, bis sie mir, Monate später, davon erzählte. Für sie klang das nämlich wie eine Beleidigung. Als würde ich sie fett nennen. Dabei wollte ich eigentlich nur das Weiß und den geraden Schnitt des Pullis hervorheben. Der Vergleich mit einem Marshmallow erschien mir vollkommen logisch.

Auf dem Gymnasium wusste ich noch nicht, dass man besser »Voll schön!« ruft, auch wenn das gar nicht stimmt. Vielleicht war dieses Manko ein Grund für meine Unbeliebtheit bei meinen Mitschülern.

Leider waren sie fast allesamt sozial inkompetente Arschlöcher. Das sind nicht die Worte einer verbitterten Autistin und ADHSlerin, die nie irgendwo dazugehört hat.

Wenigstens nicht nur.

Schulen, die ausschließlich auf ein »Höher, schneller, weiter« ausgerichtet sind, züchten Typen heran, deren emotionale Intelligenz bedrückend rückständig ist. Einer, der ebenfalls nicht zu den Coolen gehörte, wurde in der Pause an einen Stuhl gebunden und geschlagen. Von einer Handvoll Jungs, die dabei lachend im Kreis um ihn herum liefen. Unser Kummerkasten wurde erst aufgrund solch erschreckender Zustände eingeführt und musste dann schnell wieder abgeschafft werden, weil auf fast jedem Zettel Sätze wie »Simone ist eine Hexe und sollte verbrannt werden« standen.

Mobbing ist ein bei Autisten leider weitverbreitetes Problem. Bei mir kam erschwerend hinzu, dass ich nicht verstand, warum meine Mitschüler mich so seltsam fanden. Ich hatte noch keine Diagnose und kam mir selbst ziemlich normal vor. Kinder sind grausam, sagte ich mir, sie suchen sich die Schwachen und hacken auf ihnen herum, weil die sich nicht wehren. Das leuchtete mir ein, und eine andere Erklärung konnte es nicht geben. Denn ich war doch genauso wie meine Mitschüler.

Heute kann ich sagen, dass ich überhaupt nicht war wie sie.

Es fällt mir sogar schwer zu glauben, dass ich derselben Spezies angehörte. In Anbetracht der fast schon babylonischen Sprachbarrieren zwischen uns gar kein so abwegiger Gedanke. Die Kommunikation der anderen Schüler kam mir derart verklausuliert und verschlüsselt vor, dass es mir unmöglich schien, die unausgesprochenen Regeln zu erkennen, denen sie offensichtlich folgte.

Mein Wortschatz und mein Ausdruck glichen, genau wie die Themen, über die ich sprach, eher denen eines Erwachsenen. An konkrete Unterhaltungen kann ich mich kaum mehr erinnern. Das liegt an meinem extrem schlechten Langzeitgedächtnis und an der Tatsache, dass ich so gut wie nie mit jemandem gesprochen habe. In der Pause saß ich meist allein an meinem Platz und lernte für den samstäglichen Chinesisch-Unterricht.

Meine Mitschüler nannten das Wichtigtuerei. Das

machte mich fassungslos. Unter Wichtigtuerei verstand ich, dass man anderen Menschen penetrant unter die Nase rieb, wie großartig und bedeutend man doch sei. Dagegen saß ich zusammengesunken auf meinem Stuhl und senkte den Blick auf ein Buch, um bloß nicht allein in einer Ecke herumstehen zu müssen. Man wirkt und fühlt sich weniger einsam, wenn man sich mit irgendetwas, egal was, beschäftigt und sich keinen Zentimeter rührt. In der verzweifelten Hoffnung, unsichtbar zu werden.

Aus Erfahrung war ich mir sicher, dass ich nie Teil der Pausenaktivitäten der anderen sein würde. Was sie in den Pausen anstellten, blieb mir ein Rätsel. Es wurde gekichert, Jungs neckten Mädchen, Mädchen fanden das plötzlich gut, und es gab in meinen Augen erschreckend viele Berührungen. Wenn nun ein Junge ein Mädchen kniff, war das auf einmal kein Fall mehr für die Klassenlehrerin, sondern eine Art Ehre für die Gepiesackte.

Mich wollte niemand anfassen oder auch nur necken. Statt kleiner Flirt-Zettelchen bekam ich im Vorbeigehen Sprüche ab. »Dumm« ist bis heute mein Lieblingsbeispiel geblieben, weil es in seiner simplen Eleganz zeigt, dass man nicht viele Worte braucht, um eine Kinderseele zu brechen.

Zwar nahm ich an der Hochbegabtenförderung teil, aber die ständigen Kommentare meiner Mitschüler und sogar meiner Lehrer überzeugten mich nach und nach davon, dass es mit meiner Intelligenz nicht sehr weit her sein konnte. Weil mich mein Umfeld derart einschüchterte, fielen meine Noten erst in den Keller und dann noch tiefer, bis sie im Erdkern zu einem soliden Vierer-Schnitt verschmolzen. Man kann den Prozess gut an meinen Zeugnissen ablesen. Sie wurden immer schlechter, je überzeugter ich davon war, dass sie gar nicht gut sein *durften*.

Auf dem Gymnasium freute sich keiner mehr über meine Spezialinteressen. Niemand hörte zu, wenn ich von Robben oder Pyramiden erzählte, stattdessen hieß es: »Das ist Denise, die redet immer nur über das politische System im alten Rom und seltene neuropsychologische Krankheiten.«

Dabei wollte ich gar nicht auffallen oder anders sein. Ich wusste nur nicht, wie ich mich verhalten musste, um in der Masse unterzugehen. Erschwerend kam hinzu, dass die Themen, die plötzlich als angesagt galten, Themen waren, von denen ich keine Ahnung hatte, weil sie mich nicht die Bohne interessierten.

Ich erinnere mich an eine Zeit, in der ich so aussehen wollte wie Rory aus *Gilmore Girls*. Oder wie Bella aus *Twilight*. Mit fünfzehn versuchte ich, mich den Punks an der Schule anzuschließen. Ich wollte verzweifelt irgendwo dazugehören. Wenn niemand so war wie ich, musste ich eben lernen, so zu sein wie die anderen.

Aber auch das half nichts.

Weil nicht bloß meine Kleidung oder meine Frisur auffällig waren, sondern mein gesamter Habitus. Ich gab den Punk, den Goth, den Hippie und den unüberzeugendsten Hip-Hopper der Welt – in pinken Baggyhosen, bunt gestreiften Pumps und mit Harry-Potter-Brille. Ich wollte Teil einer Jugendbewegung sein.

Eine Zeit lang verkleidete ich mich täglich als Pirat Jack Sparrow aus den *Fluch der Karibik*-Filmen. Was bei kleinen Kindern niedlich wirkt, ruft bei einer Vierzehnjährigen eher Befremden hervor. Meine Mitschüler fanden mein Verhalten jedenfalls überhaupt nicht niedlich.

Irgendwann sah ich dann einfach nur noch so aus wie ich. Aber »wie ich« war kein besonders beliebter Style. Ich wurde immer noch ausgelacht. Dann saß ich weinend bei der Schulkrankenschwester und versteckte mich. Erzählte irgendwas von Herzrasen. Starrte in den Spiegel an der Wand, schier überwältigt davon, wie hässlich ich war.

Ich habe wirklich sehr früh gelernt, dass »ich« keine akzeptable Wahl ist, wenn es darum ging, wer ich sein wollte. Alles war besser, als »ich« zu sein.

Körperlich lag ich mit meinen Mitschülern gleichauf, intellektuell war ich ihnen um Jahre voraus, aber emotional hing ich Äonen hinterher. Meine Vorträge über chinesische Syntax kamen meinen Mitschülern wie Folter vor, und mir war schleierhaft, was an Schminke so spannend sein sollte.

Das trifft übrigens heute noch zu. Mit Müh und Not weiß ich, was Mascara ist. Seit meiner frühen Jugend prophezeit man mir immer mal wieder, mein Interesse für Make-up werde sich schon noch einstellen. Ich bin jetzt 26 Jahre alt. Ich denke, wir können langsam alle akzeptieren, dass das nicht mehr passieren wird.

Autisten kommen meist erst spät in die Pubertät. Während meine Klassenkameraden Lipgloss ausprobierten, saß ich jedes Wochenende mit meinen Eltern und Onkeln bei Oma und Opa, aß Rouladen oder Gulasch mit Nudeln, naschte Vollmilchschokolade mit Smarties und spielte mit unserem sibirischen Husky auf dem Rasen, bis mich die Erschöpfung (in Gestalt meiner Mutter) ins Bett brachte. Ich kannte alle *Asterix*-Comics auswendig, und meine Wand war noch mit *NSYNC-Postern tapeziert, als meine Mitschülerinnen aus dem Boygroup-Alter längst schon herausgewachsen waren.

Langsam bekam ich das Gefühl, in der Kleinstadt zu ersticken. Wenn man als merkwürdig gilt, ist es nicht mehr so angenehm, von jedem gekannt zu werden. Und wenn man neue Reize wie die Luft zum Atmen braucht, wird einem der schönste Gartenteich irgendwann zu klein.

In der Schule konnte ich mich nicht einmal als der aus Hollywood-Filmen hinlänglich bekannte clevere Nerd fühlen, den alle hassen, weil er so gut in Mathe ist. Auf mich traf auch nicht zu: »dumm, aber schön« (eine während meiner Schulzeit sehr beliebte Kombination).

Neben meinem Pisspott-Haarschnitt hielten die Brille und das Hamstergesicht Jungs in meinem Alter (oder in jedem anderen Alter) davon ab, mich auch nur ansatzweise interessant zu finden. Außerdem hatte ich schlechte Haut und hormonell bedingt massive Probleme mit Körpergeruch. Ein Trauerspiel.

Gepaart mit meiner Liebe zu Fakten und Wissen und meinem modischen Unvermögen war es kein Wunder, dass ich der Prototyp des Außenseiters war.

Trotzdem ist Mobbing nicht okay.

Mobbing ist nie okay.

Selbst wenn ich den IQ und den Sex-Appeal eines Vollkorntoastbrotes gehabt hätte (vom Sex-Appeal kam es ungefähr hin), rechtfertigte das nicht im Geringsten die Feindseligkeit, emotionale Kälte und Brutalität, die ich am Gymnasium jeden Tag erlebte.

In einer 2004 im *Journal of Child Psychology and Psychiatry* veröffentlichten Studie gaben über 90 Prozent der befragten autistischen Kinder an, in der Schule schon einmal gemobbt worden zu sein. Ihre Eltern bestätigten das. Andere Experten gehen davon aus, dass die Zahl in Wahrheit nahezu bei 100 Prozent liegt.

Praktisch kein Autist wird in einer normalen Schule nicht fertiggemacht. Ich bin der festen Überzeugung, dass so etwas in einem vollständig inklusiven Schulsystem nicht möglich wäre.

Die Erlebnisse in der Schule hinterließen ihre Spuren. Ich fühlte mich komplett isoliert. Nicht sehr verwunderlich, dass ich eine depressive Störung entwickelte.

Meine stärkste Depression hatte ich wohl mit vierzehn.

Damals schrieb ich in mein Tagebuch:

»Ich bin die verwehrte Menschwerdung des Uhrwerks meiner Seele. Ich bin der Mensch hinter der Maske. Spiele ich mir selbst etwas vor, oder bin am Ende ich das Spielfeld? Hinter dem Tor meiner Seele, meinen Augen, dem Farbfernseher, auf dem mein Leben übertragen wird, live, rund um die Uhr.«

Wahrscheinlich war ich schon immer eine sehr überzeugende Darstellerin der Kunstfigur Denise. Trotzdem stimmte jedes einzelne Wort, das ich notierte. Es erinnerte ein bisschen an den Film *Die Braut, die sich nicht traut*. In einer Szene will Julia Roberts herausfinden, wie sie eigentlich ihre Frühstückseier gern isst. Sie weiß es nämlich nicht. Weil sie seit so vielen Jahren die Eier immer nur so gegessen hat wie ihre jeweiligen Partner. Im Wunsch, ihnen zu gefallen und zu ihnen zu gehören, hatte sie alles Eigene allmählich vergessen. So ähnlich erging es mir auch.

Während dieser depressiven Phase war ich allein. Das soll kein Vorwurf sein. Meine Mutter bekam durchaus mit, wie es mir ging, und sie war auch verzweifelt. Aber sie war dagegen, dass ich eine Therapie machte, obwohl ich es wollte. Sie hatte die Befürchtung, dass das dann hinterher »in meiner Akte« stünde. Und wer könne schon wissen, in welche Hände die gelange. Überhaupt: Die Leute reden so viel. Besonders in einer kleinen Stadt in Schleswig-Holstein. Sie gab mir den Rat, mir einfach selbst über alles klar zu werden, mein Verhalten und das der anderen zu reflektieren. Mehr mache ein Therapeut auch nicht. Und das könne ich ja wohl allein.

Ich weiß nicht, ob mir eine Therapie damals geholfen hätte. Irgendeine Diagnose hätte ich Anfang der 2000er-Jahre sicherlich bekommen. »Manisch-depressiv« vermutlich. Vielleicht hätte man mir Medikamente gegeben. Vielleicht wäre irgendein Arzt genug bei Sinnen gewesen, um wenigstens ADHS zu diagnostizieren. Mein Autismus wäre aber mit Sicherheit unentdeckt geblieben. Dabei können Depressionen Anzeichen für eine tiefgreifende Entwicklungsstörung sein. Doch die wenigen Experten, die das in Deutschland überhaupt erkennen können, sind auf Monate hin ausgebucht oder kosten viel Geld.

Uns bleiben aber keine Monate, um Menschen, denen es schlechtgeht, zu helfen. Sie benötigen die Hilfe sofort.

Gelebte Inklusion

Ich brauchte keinen Zettel, auf dem irgendeine Krankheit stand. Ich brauchte auch keine Therapie. Ich brauchte Menschen, die sich Mühe mit mir gaben, so wie ich mir Mühe mit ihnen gab.

Ich wechselte die Schule.

Meine Eltern zogen die Reißleine, als ich ihnen nach viereinhalb Jahren endlich von meinen täglichen Qualen erzählte. Bis dahin hatte ich alles für mich behalten und mit mir allein ausgemacht. Noch vor einiger Zeit hätte ich mich vielleicht im Kleiderschrank versteckt und dort so lange über meine Probleme nachgedacht, bis eine Lösung gefunden war. Aber selbst für jemanden wie mich, der sich oft lieber die Zunge abgebissen hätte, als über seine Befindlichkeiten zu sprechen, war es irgendwann genug an Scham und Schmerz.

Ich brach vor meinen Eltern in Tränen aus. Die handelten sofort. Ich wurde von der Schule genommen.

Zudem wurde meine Realschulempfehlung nach der Orientierungsstufe auf eine fürs Gymnasium upgegradet. Es war, als würde einem von der Airline ein Sitz in der ersten Klasse angeboten, weil die Holzklasse überbucht ist. Und dann sitzt man da mit den reichen Schnöseln, aber hat wenigstens mehr Beinfreiheit.

Es existierte ein weiteres Gymnasium vor Ort, aber da wollte ich nicht hin. Daher landete ich in einer integrativen Gesamtschule, über die sich seit ihrer Gründung in den 1970er-Jahren der ganze Landkreis das Maul zerriss. »Abitur mit Blockflöte und Schmetterlingsnetz« lautete das Vorurteil. Sehr viel weiter hätte man nicht von der Realität entfernt sein können.

Aber es gab in der Tat einen gewaltigen Unterschied zwischen meiner alten und meiner neuen Schule. Ein Unterschied, der sich mit einem einzigen Wort benennen lässt:

Inklusion.

Der Inklusionsgedanke war tief im Konzept dieser Schule verankert. Forderung und Förderung galten als ebenso wichtig wie das Akzeptieren aller Lebensentwürfe, wie ständiger Austausch und lebhafte Diskussionen.

Schlagartig wurde mein Verhalten nicht mehr als seltsam angesehen. Wir waren sowieso ein bunter Haufen. Gehörlose, Rollstuhlfahrer, Nichtbehinderte, Autisten, ADHSler und Kinder mit Beeinträchtigungen, für die noch gar kein ICD-Code existierte. Ich hatte nie ein Problem damit, Menschen mit Behinderung als gleichwertig anzusehen. Weil sie schlicht gleichwertig sind.

Gleichwertig bedeutet nicht, alle über einen Kamm zu scheren. Es hat nichts mit Gleichmacherei zu tun. Es bedeutet, jedem dieselbe Chance zu geben. Und in meiner Schule hieß das, dass besonders gute Schüler, besonders schlechte Schüler und der durchschnittliche Rest all die Möglichkeiten bekamen, die sie jeweils brauchten.

Kinder mit und ohne körperliche und geistige Behinderungen saßen bunt gemischt in Inklusionsklassen, die extra klein gehalten wurden, um ein konzentriertes Arbeitsklima zu schaffen. Die Pausenzeiten orientierten sich an den Bedürfnissen der Schüler, und das störende Klingeln zum Ende einer Unterrichtseinheit wurde abgeschafft.

In Kursen wie Kunst und Musik wurden Hauptschüler, Realschüler und Gymnasiasten gemeinsam unterrichtet. In den Wahlkursen sowieso. Für die Hauptfächer wie Mathematik, Englisch und Deutsch gab es A-, B- und C-Kurse mit verschiedenen Anspruchsstufen.

In der Regel besuchte man den Kurs, der dem Schulzweig, dem man zugeordnet war, entsprach. Fiel jemand im Stoff zu weit zurück, konnte er problemlos in einen etwas weniger anspruchsvollen Kurs wechseln. Zusätzlich gab es für ihn »Pools« genannte Kurse, die nur eine Handvoll Schüler umfassten und auf intensive und individuelle Förderung ausgelegt waren. Da kein zusätzliches Personal vorhanden war, übernahmen die Lehrer diese Stunden nach Feierabend.

War jemand besonders gut, konnte er ebenso problemlos den Übergang in den schwierigeren Kurs schaffen. Das führte letztlich dazu, dass viele Realschüler in die Oberstufe wechselten, statt nach der zehnten Klasse abzugehen.

Dieses System beschnitt niemanden in seinen Möglichkeiten. Es war durchlässig.

Mit dem siebten Schuljahr gab es die Wahl zwischen Französisch, Werken, Latein, Technik (auch Computer-Kurs genannt) oder Wirtschaftslehre. Die Haupt- und Realschüler bekamen irgendwie, irgendwo, irgendwann die Chance, Kochen und Hauswirtschaftslehre zu wählen. Ich weiß nicht einmal, in welchem Jahrgang, denn seltsamerweise stand mir dieses Angebot nicht offen. Wahrscheinlich wurde angenommen, dass sich zukünftige Studenten ohnehin schon im ersten Semester einen eigenen Koch leisten können.

Dafür wurde Wert darauf gelegt, auch Gymnasiasten früh an die Arbeitswelt heranzuführen. Im zweiten Halbjahr der neunten Klasse war es für alle Schüler Pflicht, ein Praktikum zu absolvieren. Im Weltkundeunterricht übten wir schon früh, wie man erfolgreiche Bewerbungsgespräche führte.

Die Lebensnähe meiner neuen Schule gefiel mir. Hier verschloss keiner die Augen vor der Realität. Die meisten von uns arbeiteten nach dem Schulabschluss, und wenn wir studierten, brauchten wir zur Finanzierung des Studiums einen Nebenjob. Nur die wenigsten werden mit einem goldenen Löffel im Mund geboren.

Zum Schulalltag und zur Ganztagsbetreuung gehörten neben Vertrauenslehrern auch mehrere zu Schlichtern ausgebildete Schüler sowie zwei Sozialpädagoginnen, die von Schulbeginn bis Schulschluss präsent waren. Ihr Büro befand sich direkt neben der Spielezone, einem Bereich, der allen Schülern offenstand. Man konnte Spiele für drinnen und draußen ausleihen, kickern oder eine Runde Billard spielen. Die Spielezone lag wiederum zwischen der regulären Mensa und der Vollwertküche. Engagierte Eltern stellten sich jeden Tag stundenlang in die Schulküche, um gesundes, größtenteils vegetarisches Essen frisch zuzubereiten, das sogar weniger kostete als in der Mensa.

Es gab von Kunstkursen bemalte Wände.

Es gab eine Tierstation mit Kleintieren für die Kinder, die daheim kein Haustier halten durften. Sie konnten in der Schule etwa einen Hamster »adoptieren« und sich fortan um ihn kümmern.

Es gab zwei Vierhundert-Euro-Kräfte, die Hilfstätigkeiten auf dem Schulgelände übernahmen. Die eine war kleinwüchsig, die andere transsexuell.

Gelebte Inklusion eben.

Und die gelang. Kein Chaos weit und breit. Nichts brach zusammen. Bis auf das Weltbild von so manchem Skeptiker.

Nur meine Konzentration ließ weiterhin zu wünschen übrig. Glücklicherweise bekamen wir wegen des Ganztagsunterrichts kaum Hausaufgaben auf, und wenn doch einmal, blieb in den Pausen vor dem Unterricht meist genug Zeit, sie noch schnell zu erledigen. Das war auch bitter nötig, denn um nichts in der Welt hätte ich mir merken können, welche Aufgaben ich bearbeiten sollte. Ich vergaß ja schon, sie mir überhaupt aufzuschreiben. Dafür notierte ich alles, woran sich kein Mensch zu erinnern braucht. Beispielsweise befindet sich in meinem Kalender von damals unter dem Datum »13. Februar 2008« folgende sensationelle To-do-Liste:

– Matze nach der Schule mitnehmen

– Weed rauchen

– Tekken zocken

– Chemie schwänzen

»Tekken«, das bezeichnete ein Spiel für die Playstation, der Rest erklärt sich wohl von selbst. Ich habe keine Ahnung, ob ich mir all diese Dinge tatsächlich vorgenommen hatte oder nur den Vorsatz gewissenhaft für die Nachwelt festhalten wollte.

Am 4. März 2008 fand ich es wichtig aufzuschreiben, dass ich beim Friseur gewesen war, mir mit einem jungen Mann namens Gregor Ohrlöcher hatte stechen lassen (Wer war Gregor? Und von wessen Ohrlöchern sprechen wir?), meinen Freund in einer Kneipe getroffen und nach der fünften Stunde Schluss gehabt hatte.

Am 2. November 2007 erwähnte ich immerhin die in der dritten und vierten Stunde geschriebene Matheklausur und fügte dahinter in Klammern mein Ergebnis hinzu – wenig überraschende 0 Punkte. Größere Priorität räumte ich jedoch zwei Verabredungen ein, einer um 15 Uhr in der Stadt und einer um 18 Uhr zum Billardspielen. Hinter vielen Aufzeichnungen finden sich kleine Zitate oder Grüße von Freunden. Und in jedem Jahr brechen die Einträge ungefähr nach sechs Monaten ab, weil mir die Lust am Führen eines Kalenders vergangen war.

Blättert man die Büchlein heute durch, erscheint es wie ein Wunder, dass ich mein Abitur bestanden habe. Aber es war keins. Ich schaffte den Abschluss, weil meine Lehrer intensiv auf meine Bedürfnisse eingingen. Während an meiner alten Schule mehrfach zur Debatte stand, mich aufgrund meiner dramatisch schlechten Noten in

Mathematik und den Naturwissenschaften auf die Realschule zu schicken, akzeptierte man es nun, dass ich in einigen Gebieten der Klasse voraus war und in anderen ihr hinterherhinkte.

An dieser Schule störte es niemanden, dass ich kaum zu Augenkontakt fähig war. Meine Lehrer akzeptierten es, dass ich mich nicht meldete. Dafür gewichteten sie meine in den Klausuren erzielten Noten stärker, kontrollierten vermehrt meine Aufgaben, wiesen mir gesonderte Heimarbeit zu und lasen sie dann auch. Wenn es mir in einer Prüfung nicht möglich war, ein Wort aufs Papier zu bringen, weil das Atmen und die Stifte meiner Mitschüler in meinen Ohren dröhnten, durfte ich in einem anderen Raum weiterschreiben. Ohne Aufsicht, dafür mit viel Vertrauen. Geschummelt habe ich ohnehin nie.

Wenn mich ein Thema nicht interessierte und ich daher vollkommen abschaltete, wurde mir ein Vortrag zu einem anderen angeboten, das mich mehr ansprach. So kam es zu einem Referat über die europäische Schlafkrankheit, obwohl sich in Biologie eigentlich alle gerade mit Ökologie befassten.

Wenn ich beim Sportunterricht aufgrund meiner autismustypischen motorischen Ungeschicklichkeit über die eigenen Beine stolperte und dann aus Angst vor dem Ball wegrannte, brauchte ich nicht mehr mitzuspielen. Man ließ mich dafür die Regeln lernen und die Punkte zählen.

Möglich war das alles, weil man meine Unzulänglichkeiten und meine Stärken erkannte und sich auf sie einließ. Dazu brauchte es noch nicht einmal eine Diagnose.

Der Sportunterricht in den Schulen scheint eines der Fächer zu sein, an dem jede Inklusionsbemühung scheitert. Ein geistig behindertes Kind könnte sich wehtun, ein körperlich behindertes Kind gerät erst gar nicht in Gefahr, sich zu verletzen, weil es von vornherein ausgeschlossen ist. Das ganze System kommt mir kaputt vor.

Dreißig Kinder werden in eine große Halle gedrängt und dann mit Bällen und Seilen und Schlägern ausgestattet, ohne dass ihnen irgendjemand erklärt hätte, wie ihr Körper funktioniert. Das lernt man dann im Sport-Leistungskurs. Weil wir, die wir nicht im Leistungskurs sind und nie dort sein werden, ja wohl ganz automatisch wissen, wie man wo welche Muskelgruppen einsetzt.

Niemand achtet darauf, in welchem körperlichen Zustand sich das einzelne Kind befindet, welche Probleme es hat und wie es gefördert werden könnte.

Stattdessen stellen sich die dreißig Kinder in einer Reihe auf, der Lehrer pickt ganz zufällig die zwei beliebtesten heraus, und die dürfen dann abwechselnd ihre Mannschaftskameraden wählen. Wer hat sich das ausgedacht? Der Teufel? Ganze Generationen von Schülern holen sich hier Wunden ab, die ein Leben lang nicht richtig vernarben.

Dabei wäre es so einfach, den Sportunterricht zu revolutionieren. Die Theorie müsste fester Bestandteil des Lehrplans werden, verpflichtend für alle. Der Unterricht selbst sollte aus den Klassenverbänden gelöst und in Kurse eingeteilt werden, deren Angebot über Volleyball, Fußball und Basketball hinausgeht. Nichts spräche dagegen, auch Yoga anzubieten. Oder Tanzen oder Pilates oder

Kickboxen. Dann wäre es auch egal, ob Hannah fünf Jahre älter ist als Susanne. Wenn beide gut und gern tanzen, warum dann um Himmels willen nicht zusammen?

Vielleicht hört man ja auch irgendwann damit auf, die Kinder nach ihrem Alter zu sortieren, so, als sei das Geburtsjahr das Wichtigste, was sie miteinander teilen. Bestimmt war es einmal zweckmäßig, eine möglichst große und noch dazu homogene Masse von Menschen durch die Schulzeit buchstäblich zu prügeln. Aber die industrielle Revolution liegt lange zurück.

Wenn unsere Schulen sich erst einmal ernsthaft der Inklusion verschreiben, gibt es sicher auch genug Kinder im Rollstuhl, um einen Rollstuhlbasketball-Kurs zusammenzubekommen. Richtig aufregend wird es, wenn man Kinder mit und ohne Behinderung mischt und die blinde Susanne der sehenden Hannah beim Tanzen erklären kann, wie das Tanzen ohne Sehen so ist. Man könnte den sehenden Kindern die Augen verbinden und sie an eine andere Welt des Erfahrens und Erlebens heranführen.

Ist das wirklich abwegiger als der aktuelle *Germany's Next Topmodel*-Mannschaftssport, bei dem am Ende immer jemand kein Bild bekommt (und vielleicht auch noch einen Ball an den Kopf)?

Dann käme man vielleicht auch von dem Wahn weg, diesen Unterricht benoten zu wollen. Die Zensuren in Sport haben meinen Schnitt stets nach unten gezogen, dabei kann ich nicht glauben, dass es eine der Universitäten, die ich besucht habe, auch nur im Geringsten interessiert hat, ob ich an einem Seil hochklettern oder über einen Barren hüpfen kann. Wer Sport studieren will, muss doch ohnehin eine Eignungsprüfung ablegen. Und den Leistungskurs in der Schule kann man ja meinetwegen benoten, muss man wohl sogar. Aber dient es einem höheren Zweck, mein verzweifeltes, von Todesangst getriebenes Gehopse in eine Zahl zu übersetzen? Wohl kaum. Es führt zu überhaupt nichts. Nur zu einem schlechteren Numerus clausus und einem noch schlechteren Selbstwertgefühl.

Ganz abgesehen davon, dass der Numerus clausus zum größten Blödsinn zählt, der einem an deutschen Universitäten so unterkommt. Natürlich ist es wichtig, dass ein Medizinstudent gut in Chemie und Biologie ist. Einem Erstsemester oder seinem Professor dürfte es jedoch ziemlich schnell auffallen, wenn die Kenntnisse nicht ausreichen. Dann fällt der Student eben durch und hat ein paar Monate seines Lebens verschwendet. Selbst schuld.

Warum aber muss eine eventuell großartige zukünftige Ärztin Jahre ihres Lebens mit Wartesemestern vergeuden, weil sie nicht so gut in Französisch oder Geschichte war? Für den Fall, dass ihr eines Tages bei einer OP eine Niere entgegenspringt und mit sofortigem Organversagen droht, sollte sie nicht sofort erfahren, an welchem Tag die amerikanische Unabhängigkeitserklärung unterzeichnet wurde?

Warum ist es den Universitäten nicht möglich, sich auf die Noten in den fürs Studienfach relevanten Schulfächern zu konzentrieren und Essays zu verlangen, in denen Bewerber detailliert ausführen, warum ausgerechnet aus ihnen ein toller Anwalt oder Psychologe oder Luftfahrtmechaniker würde? Aber wichtiger scheint es zu sein, jemanden mit einer Fünf in Erdkunde vom Medizinstudium fernzuhalten. Weil der wahrscheinlich schon beim ersten Patienten aus Versehen seine Uhr mit einnäht.

Wir brauchen Noten dort, wo sie sinnvoll sind. Und sie müssen dort ins Gewicht fallen, wo sie einen Wert haben. Natürlich kann man auch so weitermachen wie bisher. Es funktioniert ja. Genügend Schüler schaffen den Sprung ins Studium, und ich bin absolut nicht der Meinung, dass jeder angenommen werden muss. Wir brauchen keine Heerscharen von halbgaren Akademikern.

Wir sollten ganz einfach in jedem Menschen das fördern, was er kann und mag. Vollkommen egal, ob das Backen oder Astrophysik oder Philosophie ist. Dafür müssen Berufe und Ausbildungen attraktiver werden.

Vielleicht will Hannes gar nicht Medizin studieren, sondern wäre viel lieber Pfleger, kann von dem Gehalt aber die Familie, die er sich wünscht, nicht ernähren und hat keine Lust, dauernd auf die Frage »Haha, du bist Krankenschwester?« antworten zu müssen. Und Lisa möchte total gern Ärztin werden, kann es sich aber nicht leisten, viele Semester zu studieren oder lange auf ein Studium zu warten, weil ihre Eltern nicht in der Lage sind, sie finanziell zu unterstützen.

Dabei wäre Hannes vielleicht ein ganz liebevoller und gewissenhafter Pfleger und Lisa eine begabte Chirurgin. Vielleicht auch nicht. Das würde sich im Laufe eines Studiums oder einer Ausbildung schon herausstellen. Und gäbe es vernünftige Kontrollmechanismen, wäre das System auch in der Lage, junge Menschen bei ihren Träumen zu unterstützen und sie auf den richtigen Weg zu bringen.

In den USA ist es die Regel, schon in der Schule Kurse zu wählen, die den eigenen Fähigkeiten und Interessen entsprechen. In Skandinavien bekommen Menschen Geld dafür, dass sie studieren. Das Geld wird in diejenigen investiert, die später dank einer fundierten Ausbildung schnell selbst gut verdienen und das Geld dann wieder zurück in die Wirtschaft fließen lassen. Natürlich haben die Systeme in Skandinavien und in den USA auch ihre Fehler. Aber es könnte sich lohnen, sie sich wenigstens einmal anzusehen und vielleicht daraus das mitzunehmen, was sinnvoll ist.

Keine Angst vor Veränderungen

Dank des sozialen Fokus der Gesamtschule verließ ich nie den Gymnasialzweig und bekam schließlich meinen Abschluss. Nur einer aus meinem Jahrgang scheiterte in den zentralen Abiturprüfungen. Ein Autist. Er rannte aus der mündlichen Prüfung. Auch die inklusivste Schule kommt eben nicht gegen von der Politik diktierte Regeln an.

Auf meinem früheren Gymnasium sah es indessen anders aus. Da gab es einige mehr, die durchfielen.

Viele meiner Mitschüler hatten ihre alten Schulen verlassen, weil sie dort gemobbt worden waren. Manche kamen von Haupt- oder Realschulen, machten dank guter Noten ihr Abitur und arbeiten nun in guten und gut bezahlten Jobs bei Banken oder Beratungen, studieren Jura oder Medizin. Überdurchschnittlich viele Abiturienten entschieden sich dafür, selbst Lehrer zu werden, weil sie an der Schule Vorbilder gefunden hatten. Dass wir alle unsere Abschlüsse geschafft haben, verdanken wir nicht zuletzt der Inklusion.

Die Skepsis gegenüber Veränderungen im Bildungssystem ist groß, das Wegreden von Inklusion einfach. Sie sei so teuer, und die Lehrer seien so überfordert und die Schüler so ungleich.

Man kann doch nicht, heißt es, einfach alle Kinder in einen großen Topf werfen und dreimal kräftig umrühren. Sibylle, die Tochter von Herrn und Frau Meyer, ist doch so gut in Mathe. Wenn man in ihren Unterricht ein Kind mit ADHS setzt, kann sie sich überhaupt nicht mehr konzentrieren und muss sich deshalb von ihrer großen Karriere als Chefin eines DAX-Unternehmens verabschieden. Das kann nicht gutgehen, wenn Holger so herumzappelt!

Es sind Argumente wie aus der Steinzeit. Sie gleichen aufs Haar denen, die gegen die Zusammenlegung von Mädchen- und Jungenschulen ins Feld geführt wurden. Wie soll sich Georg denn konzentrieren, wenn plötzlich ein Mädchen neben ihm sitzt?

Hält ein Kind mit Autismus oder Trisomie 21 oder Tourette-Syndrom seine Mitschüler in wirklich wichtigen Fächern nicht auf?

Nein.

Überhaupt nicht.

Wenn man Kindern nicht sagt, was sie nicht können, dann wissen sie auch nicht, was sie nicht können. In vielen Fällen lernen sie es sowieso ziemlich mühelos. Und wenn sie etwas gar nicht beherrschen, dann kommen sie eben in einen anderen Kurs, bleiben aber natürlich auf derselben Schule.

Nur in den seltensten Fällen befinden sich Menschen

wirklich überhaupt nicht auf Regelschulniveau. Selbst dann sollte sich ihr Unterricht nicht in einem anderen Gebäude in einer anderen Straße in einem anderen Stadtteil abspielen. Warum muss man Menschen mit verschiedenen Schwierigkeiten und Stärken räumlich trennen? Das vergrößert die Gräben nur. Und selbst wenn eine gemeinsame Beschulung wirklich unmöglich ist, muss man nicht so tun, als litten »die anderen« an einer schlimmen ansteckenden Krankheit. Denn auf diese Weise werden aus Kindern Erwachsene, die Angst vor dem Unbekannten, den in ihren Augen »Anormalen«, verspüren.

Menschen haben sich schon immer vor dem gefürchtet, was ihnen fremd ist. Dabei gibt es keinen Grund, dass sie es nicht kennenlernen sollten.

Es kann durchaus sein, dass ein Kind mit Down-Syndrom sehr gut in Mathe und sehr schlecht in Sport ist. Wenn Beine oder Arme, Augen oder Ohren nicht so funktionieren, wie sie sollen, wird das Gehirn davon nicht per se beeinflusst. Man eröffnet ja auch keinem Schüler nach einer Blinddarm-OP, dass er nun kein Physiker mehr werden könne.

In meinem Jahrgang tummelten sich begabte Sportler, begabte Musiker und begabte Mathematiker. Dass ich selbst mangels Talent mit diesen Fächern nur wenig anfangen konnte, minderte ihre Leistungen nicht. Umgekehrt haben meine stets sehr guten Noten in Deutsch und Englisch niemanden runtergezogen. Sie führten lediglich dazu, dass ich in den langen Pausen oft Mitschülern bei den Hausaufgaben half, so wie sie mich in Mathe oder Chemie unterstützten.

Wenn man den Unterricht so aufbaut, dass alle Schüler dieselbe Aufmerksamkeit bekommen, dann werden die Guten besser, die Schlechten nicht schlechter, und die Durchschnittlichen haben eine Chance, sich den Guten anzunähern. Dazu braucht es gut ausgebildete Lehrer, kleine Klassen, Enthusiasmus und keine Angst mehr vor der Verschiedenheit der Schüler.

Inklusion einfach wegzuschieben, ist zutiefst darwinistisch. Jeder für sich, keiner für alle. Die Stärksten werden es schon schaffen, die anderen haben es nun einmal nicht anders verdient. In unserer modernen Gesellschaft sollte dieses Denken keinen Platz mehr haben. Aber meist sind es die Leute, die am wenigsten Bescheid wissen, die den Ton in der Diskussion vorgeben.

Einerseits erklären mir diese Leute ständig, dass wir alle unser Päckchen zu tragen hätten und dass ihnen viele meiner Probleme aus ihrem eigenen Leben vertraut seien. Andererseits verkünden sie fortwährend, dass Kinder wie ich, Kinder mit besonderen Bedürfnissen, nicht in Regelschulen gehörten, weil sie andere Probleme hätten als die Mehrheit.

In meinen Kopf passen viele Widersprüche, doch dieser nicht. Entweder plagen uns alle unsere Wehwehchen, dann können wir sie auch gemeinsam bewältigen. Oder Menschen ohne Behinderung sind Superhelden, die niemals Hilfe brauchen.

Ein weiteres Argument der Inklusionsgegner sind die Kosten für den Umbau der Schulen. In meiner wirklich sehr ranzigen Schule gab es Aufzüge, Rampen, breite Gänge und bewegliche Tafeln. Es war kein Hexenwerk.

Und das, obwohl nichts an dieser Schule wirklich funktioniert hat. Wir waren kein Vorzeigeprojekt, sondern froh, wenn die Heizungen, die im Winter prinzipiell streikten, nicht plötzlich im Sommer auf Hochtouren liefen. Ich habe miterlebt, wie Schüler samt Wand in einen anderen Raum gefallen sind, weil sie sich zu stark angelehnt hatten. Meinem Englischlehrer donnerte eines Tages eine Deckenplatte auf den Kopf. Trotzdem hat es diese Schule, in der offensichtlich kein Geld für vernünftige Decken und Wände vorhanden war, geschafft, Fahrstühle einzubauen.

Mittlerweile wurde das marode, baufällige Gebäude komplett abgerissen und ein paar Meter weiter viel schöner und voll inklusiv wieder aufgebaut. Natürlich kostet das alles viel Geld. Aber die Kosten, die voll einsatzfähige Menschen verursachen, wenn sie ihr Leben lang in einer Behindertenwerkstatt arbeiten, obwohl sie auch auf den ersten Arbeitsmarkt gepasst hätten, liegen bestimmt um einiges höher.

Dann bräuchte es auch keine Inklusion von hinten durch die Brust ins Auge. Das Hamburger Budget für Arbeit bietet dafür ein gutes Beispiel. Natürlich ist es sinnvoll, Menschen mit Behinderung aus den Werkstätten zu holen und auf dem ersten Arbeitsmarkt unterzubringen, wenn sie es können und wollen. Es rechnet sich ja auch. Denn für den Arbeiter in der Werkstatt zahlt nicht nur die Werkstatt selbst, sondern auch das Land. Es bezuschusst den Lohn des Arbeiters, und zwar nicht zu knapp. Aber wäre es nicht einfacher, diese Menschen gleich von Anfang an zu integrieren?

Die Werkstätten bekommen übrigens für jeden erfolgreich vermittelten Menschen mit Behinderung eine Prämie von 9000 Euro. Wir brauchen solche Maßnahmen. Leider. Es wäre für alle Beteiligten günstiger und vermutlich auch angenehmer, auf solche zum Zweck der Inklusion unternommene Exklusions-Slaloms künftig verzichten zu können.

Wir sollten uns gut überlegen, ob wir wirklich in einer Gesellschaft leben wollen, die Andersartige für ihre vermeintliche Schwäche bestraft. Wollen wir unsere Menschlichkeit der Schnelligkeit und der Selbstoptimierung opfern? Oder wollen wir in einer Gesellschaft leben, in der Andersartigkeit Normalität ist, weil wir uns alle unserer einzigartigen Schwächen und Stärken bewusst sind und uns gegenseitig stützen?

Genau dort fängt Inklusion an. Das gemeinsame Gestalten, das Akzeptieren aller Menschen und Arten des Seins. Inklusion ist viel mehr als bloß das Integrieren von Kindern mit Behinderung. Es ist das Wissen darum, dass wir alle verschieden und doch gleich wertvoll sind. Dass uns unsere Taten definieren, nicht unser Geschlecht, unsere Größe oder unser Kontostand.

Gut, und dir?

Ich habe es geschafft, Politikwissenschaften und Zeitgeschichte in Berlin und Potsdam zu studieren, ohne neue Menschen kennenzulernen. Ich habe mit niemandem geredet und bin einfach so durch die Semester gegangen.

Freundschaften sind für Autisten extrem wichtig. Es fällt uns eben nur ein bisschen schwerer als anderen, welche zu schließen.

Das Kennenlernen von Menschen wird mir immer ein absolutes Rätsel bleiben. Ich werde nie verstehen, wie das funktioniert. Ich verstehe auch bis heute nicht, wie ich meine Freunde kennenlernen konnte. Denn ich gehe auf niemanden zu und spreche ihn an.

Zum Glück geht es nicht allen so. Auf Partys sitze oder stehe ich in einer Ecke, und dann kommen meistens die Leute zu mir, um mit mir zu reden. Das funktioniert ziemlich verlässlich. Vermutlich denken sie, dass ich (mittlerweile) halbwegs normal aussehe und ganz witzig sein könnte. Die positive Bewertung meiner Person hält in der Regel zwischen einer Minute und zwei

Wochen. Hält es jemand länger mit mir aus, weiß ich, dass ich einen echten Freund gefunden habe, den ich nie wieder loswerde.

Selbst vermag ich nämlich nicht zu unterscheiden, ob jemand, der mir seine Freundschaft anbietet, es ehrlich meint oder nicht. Ich gehe immer davon aus, dass die Menschen das, was sie mir sagen, auch so meinen. Würde ich anfangen, mir ernsthaft den Kopf darüber zu zerbrechen, könnte ich nicht mehr vor die Tür gehen. Ich müsste alle Konnotationen, Zwischentöne und die eventuell hinter den Worten des anderen lauernden Fallen stets mit bedenken, und da würde ich mit Sicherheit verrückt. Mir bleibt gar nichts anderes übrig, als alles wörtlich zu nehmen und auf Interpretationen besser zu verzichten.

Ich habe nicht besonders viele Freunde, aber meine Freundschaften sind sehr innig. Wir sehen uns nicht jeden Tag, doch wir wissen, dass wir füreinander da sind.

Meine älteste Freundin lernte ich mit drei Jahren im Kindergarten kennen. Sie legte gerade ein Puzzle mit Einhorn-Motiven. Bis zu diesem schicksalhaften Tag musste ich weder meine Eltern noch meine Großeltern mit jemandem teilen. Kunststück, als Einzelkind und Einzel-Enkelkind genoss ich die ungeteilte Aufmerksamkeit aller Beteiligten. Nun aber ging mein Vater zu diesem fremden Mädchen und fragte, was es denn da mache, sagte sogar, wie schön das im Entstehen begriffene Puzzle sei.

Ich hasste das Mädchen sofort.

Das war immerhin *mein* Papa. Der hatte nicht mit anderen Kindern zu reden und ihnen erst recht keine Komplimente zu machen.

Dann sah sie mich.

Ich starrte feindselig zurück. Blöde Kuh.

Die blöde Kuh setzte sich in Bewegung, kam zu mir und sprach die magischen Worte:

»Hallo, ich bin Greta. Willst du mitspielen?«

Da war es um mich geschehen.

Die Freundschaft besteht bis heute. Ich schätze vieles an Greta, aber vielleicht am meisten, dass sie nie etwas von mir verlangt und jederzeit Wert legt auf klare Kommunikation. Wahrscheinlich konnte unsere Freundschaft auch nur so überleben.

Als Greta von der mittlerweile gelösten Verlobung mit meinem Exfreund erfuhr, merkte ich (natürlich) nicht, dass sie dem Vorhaben alles andere als positiv gegenüberstand. Ich wusste es erst, als Greta einer anderen Freundin eine SMS schrieb und sie aus Versehen an mich schickte. Erst freute ich mich noch, als Gretas Name auf dem Display aufleuchtete. Dann las ich die Nachricht:

»Denise will ihren bescheuerten Freund heiraten!«

Worte, die offensichtlich nicht für mich bestimmt waren. Und das verletzte mich mehr als der Inhalt der SMS. Ich konnte nicht verstehen, dass Greta ihre Aversion gegen meinen Verlobten mit einem anderen Menschen teilen wollte, anstatt sie mir selbst anzuvertrauen. In meiner Wut verlangte ich eine Entschuldigung. Doch die kam nicht. Greta teilte mir sehr bestimmt mit, dass sie mich für ihre Meinung nicht um Verzeihung bitten würde.

Ich war außer mir.

Tage, Wochen, sogar Monate vergingen, bis ich mich schließlich bei ihr meldete. Greta hatte Geburtstag. Sie fehlte mir. Mittlerweile kam mir die Angelegenheit ziemlich nebensächlich vor, verglichen mit den über zwei Jahrzehnten unserer Freundschaft. Wir sprachen wieder miteinander und versöhnten uns. Nahmen den Faden einfach an dem Punkt auf, an dem wir ihn aus Stolz fallen gelassen hatten. Eine Freundschaft braucht keine ellenlangen Entschuldigungen, keine Erklärungen und kein Aufrechnen. Sie braucht Ehrlichkeit und Vergebung.

Als die Verlobung letztendlich gelöst wurde und meine Beziehung in die Brüche ging, ersparte Greta mir jegliche Häme. Sie ist nicht der Typ Mensch für ein »Ich hab's doch gesagt«. Schon im Kindergarten und in der Grundschule endeten unsere Streits immer gleich. Eine von uns beiden ging zur anderen und fragte: »Warum haben wir uns gestritten?« Und die andere antwortete: »Weiß ich auch nicht mehr.« Dann zogen wir los und aßen Eis, spielten Pippi Langstrumpf oder stellten sonst irgendeinen Blödsinn an, ohne den Disput je wieder anzusprechen. Und das war richtig so, denn keine der Auseinandersetzungen war so wichtig, dass ich mich heute noch an ihren Auslöser erinnern könnte.

Wie die meisten Menschen in meinem Alter Teil eines Freundeskreises zu sein, ist nichts für mich. Natürlich haben alle meine Freunde auch wieder andere Freunde, aber mit denen kann ich nichts anfangen. Es gibt keine Treffen von fünf oder zehn Leuten, die sich alle untereinander kennen und über gemeinsame Erinnerungen plaudern. Selbst wenn sich beispielsweise bei einer meiner Geburtstagsfeiern alle begegnen, entstehen dabei keine neuen Verbindungen. Dafür sind meine Freunde alle zu verschieden. Sie haben nichts gemein und nichts miteinander zu tun. Ihre einzige Gemeinsamkeit bin ich, und ich kann mir gut vorstellen, dass dieses Gesprächsthema auf Dauer nicht abendfüllend ist.

Vor Kurzem erst stellte mir ein guter Freund seinen besten Freund vor. Das war sehr nett von ihm, und wir hatten auch viel Spaß. Immer wieder ließ einer der beiden einen Namen fallen, und der andere wusste dann sofort, um wen es sich handelte, kannte die ganze Geschichte. Mir sagte kein einziger Name was. Aber das war mir egal, denn es änderte ja nichts. Es wäre nicht mehr und nicht weniger spannend gewesen, hätte ich die Erwähnten persönlich gekannt. Gespräche über Abwesende bewegen sich immer auf einer abstrakten Ebene. Wie wenn man den Plot eines Films wiedergibt. Auf diese Weise Anteil am Leben anderer zu nehmen, schaffe ich nicht. Mir fällt es ja schon schwer, mich emotional zu beteiligen, wenn mir jemand erzählt, was ihm selbst widerfahren ist. Weil es für mich nicht greifbar ist.

Ich habe auch Mühe, den Kontakt zu meinen Freunden aufrechtzuerhalten. Ich muss mich immer bewusst daran erinnern, es zu tun. Das liegt nicht daran, dass ich die Leute nicht mag, sondern ich vergesse, dass es sie gibt. Ich vergesse, dass ich mich nach ihrem Wohlbefinden erkundigen könnte. Meine Freunde haben sich daran gewöhnt und fragen eben ihrerseits. Oft bekomme ich Nachrichten wie: »Lebst du noch? Wie geht's dir denn?« Und dann denke ich: Ach, das ist ja schön, dass der sich meldet. Und dann schreibe ich zurück: »Gut, und dir?«

Früher bin ich immer davon ausgegangen, dass sich meine Freunde schon melden würden, läge etwas Dringendes an. Aber das machen Menschen gar nicht. Sondern sie warten, dass man sie fragt. Das musste ich erst lernen. Lange Zeit habe ich nie jemanden irgendetwas gefragt. Von mir dagegen erzählte ich einfach drauflos, auch ganz ohne Aufforderung.

Wirklich schwierig gestalten sich ausführlichere Telefonate. Das liegt nicht am Autismus, sondern an meinem ADHS.

Ich bin nicht in der Lage, meine Aufmerksamkeit über einen längeren Zeitraum zu bündeln. Nach einer Weile schweifen die Gedanken ab, ich höre nicht mehr richtig zu, beginne, nebenbei andere Dinge zu erledigen. Oft nutze ich meine wenige Freizeit, um mit Freunden in Hamburg zu telefonieren und nebenbei Playstation zu spielen.

Erstens komme ich sonst nie dazu, mich gemütlich vor die Konsole zu lümmeln, zweitens ist das bloße Spielen nicht anregend genug, genau wie das bloße Telefonat. Ich langweile mich zu schnell. Es bleibt ein Dilemma. Entweder drohe ich aufgrund meiner parallelen Aktivität das Gespräch zu vernachlässigen, oder ich tue es ohne zusätzliche Stimulation definitiv.

Viele meiner Mitmenschen reagieren darauf mit absolutem Unverständnis. Sie halten mich für zutiefst unhöflich. Irgendwie verstehe ich sie auch. Mein Verhalten suggeriert vermutlich, dass mich nicht wirklich interessiert, was sie zu sagen haben. Dabei interessiert es mich durchaus. Und wenn mal nicht, dann verstehe ich wenigstens, warum es mich interessieren sollte.

Also doch ADHS

Nicht nur mir ist es ein Rätsel, warum mein ADHS erst so spät diagnostiziert wurde.

Sogar mein Arzt kann es nicht verstehen.

Während ich in meine Autismus-Diagnose einfach hineingeschubst wurde wie in das tiefe Ende eines Schwimmbeckens, war ich mir, als ich im November 2014 bei einem Spezialisten in Potsdam anrief, um einen Diagnosetermin zu vereinbaren, schon lange vollkommen im Klaren darüber, was es mit ADHS auf sich hatte. Nur auf die Idee, dass ich selbst ADHS haben könnte, war ich seltsamerweise nicht gekommen.

Mein Exfreund hatte mich mehrfach gebeten, mich testen zu lassen, doch ich schob sein Drängen immer auf seine eigene Diagnose. Vielleicht will er sich nicht allein damit fühlen, dachte ich. Ziemlich arrogant.

Ich befasste mich erst wirklich näher damit, als ich immer häufiger auf mein vermeintliches ADHS angesprochen wurde. Die Fragerei begann, kurz nachdem ich mit der Gründung eines Magazins für Autisten und ADHSler ins Blickfeld der Öffentlichkeit geriet. »Warum macht man denn so ein Magazin?«, lautete stets die erste Frage des Interviewers. »Weil ich Autistin bin«, antwortete ich dann, »und weil Autismus und ADHS sich in vielen Symptomen sehr ähnlich sind.« Ihre hohe Komorbidität, also das gleichzeitige Vorkommen zweier verschiedener psychischer Störungen, konnte ich danach meist nicht mehr anführen, weil ich an dieser Stelle des Gesprächs immer wieder den Fehler machte, eine Atempause einzulegen.

Nach Veranstaltungen kamen Menschen zu mir, andere schrieben mir via Facebook oder Twitter oder verfassten sogar lange E-Mails, um mich zu fragen, ob ich nicht vielleicht statt eines Asperger-Syndroms eher ein ADHS hätte. Erst als ich mich des Magazins wegen schon ein ganzes Jahr mit dem Thema beschäftigt hatte, erschien auch mir das immer wahrscheinlicher. Die Lektüre meines eigenen Magazins hat mir bei der Selbstfindung geholfen.

Es war an der Zeit, als Chefredakteurin und Herausgeberin einer regelmäßigen Publikation für ADHSler auf die Frage, ob sie denn selbst auch betroffen sei, nicht immer wieder nur mit »Weiß ich nicht, kann sein« zu antworten. Ich brauchte Gewissheit. Wie es der Zufall wollte, hatte Dr. Teschke nur wenige Tage bevor ich zu einer Reise nach New York aufbrach, noch einen Termin frei.

Seine französische Frau öffnete mir die massive Holztür, während ich noch immer am Klopfer herumfummelte. »Sie müssen den Ring nur nach oben ziehen«, erklärt sie mir seither gebetsmühlenartig bei jedem Besuch. Ich antworte, ebenso resigniert: »Ich versuch's mir zu merken.« Wahrscheinlich wissen wir beide genau, dass ich auch nach der tausendsten Erklärung noch nicht wissen werde, wie der Klopfer funktioniert. Ich kann es mir einfach nicht merken.

Das Zimmer von Dr. Teschke stellt so etwas wie die Möbelwerdung meines feuchten Wohntraums dar. Aus dem rustikalen Holzboden ragen eckige Säulen, ebenfalls aus Holz. Die dunkelbraunen Bretter sind mit großen Teppichen bedeckt. Eine Wand besteht fast komplett aus Glas und schwarzem Gitter und sieht damit ein bisschen aus wie kariertes Papier. Die andere, vor der Dr. Teschke sitzt, verbirgt sich in ihrer ganzen beeindruckenden Länge und Höhe komplett hinter Büchern. Sein Schreibtisch ist so groß, dass man sich vorkommt wie Alice im Wunderland am Tisch des verrückten Hutmachers und des Märzhasen.

Neben dem Fenster hängen Zertifikate und Diplome der Harvard-Universität. Dort studierte Dr. Teschke Medizin, Psychiatrie und Psychotherapie. Er hat sich auf Autismus und ADHS spezialisiert. Deswegen suchte ich ihn mir aus. Viele seiner Kollegen wissen höchstens über eines der beiden komplexen Gebiete Bescheid, wenn überhaupt. Wenn sie nicht im Zweifelsfall sogar beide miteinander verwechseln.

Das Gespräch dauerte vier Stunden. Beim Betreten des Zimmers hatte ich sofort meine Asperger-Diagnose erwähnt. Dann fing ich an zu erzählen. Ich erzählte mein ganzes Leben. Dr. Teschke schrieb mit und füllte Seite um Seite mit seinen Notizen. Später würde er mir einige seiner Anmerkungen vorlesen.

Ihm fiel schnell auf, dass ich fahrig war, unruhig, laufend das Thema wechselte und keinen Gedanken zu Ende brachte. Nach einer Stunde unterbrach er meinen Monolog.

»Ich denke, dass Sie ein sehr ausgeprägtes ADHS haben. Asperger kann ich nicht erkennen.«

Ich redete weiter, hangelte mich von meiner Kindheit über die Gegenwart zurück in die Jugend und von dort wieder in die Zukunft. Dabei starrte ich aus dem Fenster auf eine kleine Hütte im Garten. Es verging noch eine Stunde, bis mir Dr. Teschke ein zweites Mal ins Wort fiel und lachend seine neue Vermutung verkündete: Mein ADHS sei derart auffällig, dass es mein Asperger ziemlich wirkungsvoll überspiele.

Dass er recht hatte, zeigte das Ergebnis der sechs Fragebögen, die ich und auch meine Mutter ausfüllen mussten. Sowohl beim Aufmerksamkeitsdefizit als auch bei der Hyperaktivität erzielte ich die volle Punktzahl.

Laut ICD handelt es sich bei der Aufmerksamkeitsdefizit- beziehungsweise Hyperaktivitätsstörung um eine hyperkinetische Störung. Und anders als beim Autismus kann man am Namen schon genau erkennen, worum es geht.

Ich bin unaufmerksam, hyperaktiv und impulsiv.

Andauernd fuchtle ich herum, lasse Dinge fallen, trete versehentlich meine Katzen und mache Sachen kaputt, weil ich an ihnen herumspiele, -nestle oder -rüttle. Ich kann nicht irgendwo sitzen oder liegen, ohne meine Position alle naselang zu verändern – sehr zum Leidwesen etwa derer, die es im Kino neben mir aushalten müssen. Sowieso ist es mir praktisch unmöglich, einen Film zu schauen. Garantiert würde ich mich zu Tode langweilen und die Handlung nach einer halben Stunde nicht mehr verstehen. Weil ich nicht lang genug zuhören kann, um herauszubekommen, worum es in dem Film eigentlich geht. Und mir nicht merken kann, welche Details gerade wichtig sind. Das passiert mir nicht nur bei einem vielschichtigen Film wie *Inception* mit Leonardo DiCaprio, bei dem ich schon den Vorspann nicht verstanden habe. Auch relativ simple Streifen wie *Matrix* oder *Fight Club* verwirren mich. Die Grundidee erschließt sich mir vielleicht noch, aber sobald es vertrackter wird, schwimmen mir alle Felle davon.

Meine Impulsivität ist die Ursache dafür, dass ich nicht denke, bevor ich spreche. Niemals. Immer sage ich alles, was ich denke, und das zu jedem.

Inzwischen habe ich mir angewöhnt, Menschen nicht allzu sehr vor den Kopf zu stoßen. Aber sie zu belügen, das verhindert mein ADHS. Nie im Leben könnte ich mir schnell genug etwas ausdenken. Und dann müsste ich mir das Erfundene ja auch noch merken. Dabei ist es schon schwer genug, die Wahrheit zu behalten.

Mit dem Lügen ist es wie mit dem Schminken: Ich habe schon ein Gesicht, ich sehe nicht ein, mir ein neues zu malen. Es gibt schon eine Wahrheit, warum sollte ich da eine zweite erfinden? Das Konzept erschließt sich mir nicht. Es scheint mir nicht sonderlich effektiv oder auch bloß praktikabel zu sein. Leichter fällt es mir, mein Gegenüber beim Reden ständig zu unterbrechen. Eine Eigenschaft, die mir meine Mutter mit ihrer Engelsgeduld seit über einem Vierteljahrhundert versucht abzutrainieren.

Bei einem ADHS leidet das Gehirn an Dopamin-Mangel. Dopamin ist ein Botenstoff, der sich unter anderem um die Lenkung der Aufmerksamkeit kümmert. Ist nicht genug davon vorhanden, wird die Weiterleitung von Informationen zwischen den Nervenzellen gestört und das Gehirn in eine permanente Reizüberflutung gestürzt. Das macht es wahnsinnig schwer, sich zu konzentrieren und neuen Impulsen nicht sofort nachzugehen.

Mein Gehirn gleicht einem Freizeitpark, bei dem die Schalterhäuschen am Eingang nicht besetzt sind. Alle rennen ohne Kontrolle in den Park und wollen auch noch gleichzeitig aufs Riesenrad. Das gilt für ADS und ADHS zugleich, der einzige Unterschied zwischen beiden Störungen liegt darin, dass Menschen mit »H« zudem auch noch rastlos sind, sich getrieben fühlen und dauernd den Drang verspüren, etwas zu tun.

Weil ich massive Probleme hatte, mich zu konzentrieren, hielt ich mich nahezu mein ganzes Leben für dumm oder faul oder beides, ganz egal, was die Lehrer und Dozenten der Hochbegabtenförderung sagten.

Alle ADHSler, die ich kenne, fühlten sich bis zu ihrer Diagnose wie komplette Versager. Je älter sie waren, desto gruseliger das Selbstbild. Sie hatten nicht nur mehr Zeit, sich selbst schlechtzumachen und zu hassen, sondern waren auch länger mit steigenden Erwartungen konfrontiert, die sie nicht zu erfüllen vermochten.

Dabei ist es nicht so, dass ADHSler sich überhaupt nicht konzentrieren können. Nur können sie es eben meistens nicht.

Interessiert uns aber etwas brennend, gehen wir in einen Hyperfokus. Unser Gehirn schaltet dann quasi alle Lampen aus, und das Flutlicht im Stadion unseres aktuellen Interesses geht an. Manchmal halten diese Interessen ein Leben lang vor, manchmal wechseln sie schnell. Bei mir geschieht das alle paar Wochen. Danach interessiert mich das Thema zwar noch, doch aufgrund einer neuen Obsession habe ich kaum noch Zeit, mich mit ihm zu beschäftigen.

Wegen meiner ADHS-Autismus-Mischung stürze ich mich oft vollkommen kopflos auf Neues. Wie ein Adler auf Amphetaminen. Sobald mir etwas interessant erscheint, ist nichts anderes mehr wichtig. Weder Schlaf noch Nahrung. Auch keine Freundschaften oder Arbeit oder sonst irgendetwas, zum Beispiel der Straßenverkehr. Es brauchte einige Autounfälle, bis ich das erkannte und bis ich lernte, dass die anderen Verkehrsteilnehmer immer wichtiger sein müssen als ein vorbeifliegender Vogel oder eine reflektierende Reklametafel.

Einzig zu atmen vergesse ich nie. Aber das auch nur, weil der Lebensknoten sich zum Glück nicht vom Rest meines dusseligen Gehirns ablenken lässt.

Asperger-Autisten und ADHSler sind sich in vielen Dingen ähnlich. Die beiden Entwicklungsstörungen liegen recht nah beieinander. Beide haben genetische Ursachen, sind angeboren und werden auch oft zusammen diagnostiziert.

Autismus und ADHS teilen sich nicht nur viele Symptome. In den Medien werden sie auch ähnlich dargestellt. Voller Vorurteile und mit denselben negativen Untertönen. Ich kann mich nicht erinnern, wann ich das letzte Mal einen Artikel über ADHS gelesen habe, der nicht mit einem traurigen, weinenden, schreienden Kind oder einer Packung Pillen bebildert war. Immer wird gelitten, und alles ist furchtbar.

Andere versteigen sich zu der Behauptung, ADHS gäbe es gar nicht. ADHS sei eine Lüge, eine Erfindung der Pharmaindustrie.

Wieder andere sagen, ADHS sei nur ein Name für das Verhalten unerzogener Kinder. Und faule Berliner Hipster, die sich in der Kulturszene herumtreiben, hätten ihn geklaut, um nicht erklären zu müssen, wieso sie mit ihrem Leben nicht klarkommen.

Was für ein Schwachsinn.

Leider sind die Einzigen, die nie den Luxus haben, an der Existenz von ADHS zweifeln zu können, die, die wissen, wie sich ein Leben mit ADHS anfühlt.

Mein ADHS hat mich immer wieder in vollkommen absurde Lagen gebracht. In solche, vor denen mich mein Autismus und damit meine Angst vor Neuem eigentlich bewahren wollte.

Impulsivität und Asperger passen zusammen wie Feuer und Wasser.

Also gar nicht.

Durch mein ADHS verhalte ich mich so impulsiv, dass meine durch Asperger gegebene Zurückhaltung für andere häufig nicht erkennbar ist. Ich bugsiere mich selbst in Situationen, mit denen ich eigentlich überhaupt nicht umgehen kann, es dann aber wohl oder übel muss.

Mir ist niemals, absolut niemals, langweilig.

Goethe erkannte in der Langeweile den großen Unterschied zwischen Affen und Menschen, für ihn war die Langeweile eine Errungenschaft der Zivilisation. Oscar Wilde, meine heimliche große Liebe, hielt Langeweile für eine Sünde. Nietzsche bezeichnete das Leben als zu kurz für Langeweile. Und ein chinesisches Sprichwort sagt, wenn dich etwas nach zwei Minuten langweilt, tu es vier Minuten, wenn es dich dann noch immer langweilt, tu es acht Minuten. Und wenn du dann noch immer gelangweilt bist, halte so lange durch, bis du merkst, dass es gar nicht langweilig ist.

Vermutlich würde ohne Langeweile nie jemand etwas Neues oder Verrücktes tun, und es würde sich nichts bewegen. Mir ist nie langweilig, weil ich in allem, was ich tue, Aufregung und Spannung finden kann. Wenn nicht, dann höre ich damit auf. Mit Dingen, die mich nicht interessieren, kann ich mich nicht beschäftigen. Weil ich dann das Gefühl habe, der Hamster in meinem Kopf würde sich in seinem Laufrad vor Unruhe überschlagen.

Es wäre spannend zu erfahren, ob ADHSler früher sterben als Menschen, die in der Lage sind, sich hinzusetzen und zu entspannen. Manchmal beneide ich diese Leute fast, die Vorstellung hat so etwas Friedliches.

Aber mich zu verkriechen und das Leben an mir vorbeiziehen zu lassen, stellt keine ernsthafte Option dar. Mein Drang, Dinge erleben zu wollen, ist dafür viel zu stark. Nichts macht einem ADHSler mehr zu schaffen als Stillstand. Rumsitzen, nichts tun, entspannen, mal ein Buch lesen oder stundenlang vom Fernseher berieseln lassen? Keine gute Idee.

Passivität liegt mir nicht. Mein Asperger-Ich und mein ADHS-Ich liegen beständig im Clinch. Aspie-Ich liebt die Vorstellung eines gemütlichen Abends auf dem Sofa, während Duracell-Hase-Ich allein bei dem Gedanken schon ganz unruhig wird. Ich bin allergisch gegen das Unbekannte und gleichzeitig süchtig nach Erfahrungen. Aspie-Ich will gar nicht unbedingt nach Los Angeles, weil es da laut ist und hell und man nicht weiß, wie ein amerikanischer Supermarkt funktioniert, wie die Straßenführung verläuft und man das Geld an der Kasse schnell zusammensammelt. ADHS-Ich will dagegen überallhin. Wirklich überall.

Und so fand ich mich mit siebzehn Jahren in einem Flugzeug nach São Paulo wieder, weil ich es nicht ertrug, mich zu lange an ein und demselben Ort aufzuhalten.

Der schönste Junge der Welt

Wenn ich eines nicht habe, dann ist es Impulskontrolle. Das erkennt man vielleicht schon daran, dass ich mittlerweile dreimal verlobt und einmal verheiratet war. Nicht, weil ich selbst gefragt hätte, sondern weil ich jedes Mal impulsiv »Ja« gesagt habe. Spontaneität und Unbedachtheit bezahlt man hinterher oft mit Ärger oder Scham. Aber das ist es mir wert.

Ich hätte sehr vieles verpasst, wenn ich Entscheidungen nicht spontan, sondern mit Bedacht getroffen hätte. Dann wäre ich mit Sicherheit auch nie nach Brasilien geflogen. Finanziell gibt es sicher klügere Entscheidungen. Was aber bleibt, ist das Wissen, dass ich eine verdammt gute Zeit hatte und meinen Horizont erweitern konnte.

Meine Mutter und ich hatten zusammen ein Buch geschrieben, das sich recht gut verkaufte. Auf einmal besaß ich ein wenig Geld. Es gab für mich nur drei logische schwarze Löcher, in die ich die paar tausend Euro schmeißen wollte.

Entweder würde ich mit Kumpels nach Griechenland fahren.

Oder mit einer Freundin nach Spanien.

Oder mutterseelenallein nach Brasilien.

Schon früh hatte mich eine Passage aus Henry David Thoreaus *Walden* stark berührt: »Ich zog in den Wald, weil ich den Wunsch hatte, mit Überlegung zu leben, dem eigentlichen, wirklichen Leben näherzutreten, zu sehen, ob ich nicht lernen konnte, was es zu lehren hatte, damit ich nicht, wenn es zum Sterben ginge, einsehen müsste, dass ich nicht gelebt hatte.«

Natürlich hatte Thoreau eine ganz andere Vorstellung davon als ich, wenn es darum ging, das Leben auszukosten. Er suchte die Ruhe des Waldes und die Einheit mit der Natur, um seinen inneren Frieden zu finden. Ich suchte alles, nur keinen Stillstand. Stillstand bedeutet Tod. Wofür ist das Leben denn da? Doch wohl, um Neues zu erleben.

Meine Eltern erlaubten mir tatsächlich, nach Brasilien zu fliegen.

Seit einigen Monaten wechselte ich Briefe mit Gabriel aus Campinas. Campinas liegt weniger als 100 Kilometer entfernt von São Paulo – für brasilianische Verhältnisse ein Katzensprung. Ich fragte meinen Brieffreund, ob er und seine Familie mir Unterschlupf gewähren könnten, und das klappte. Ich kaufte also Tickets für einen Flug in ein Land, dessen Sprache ich nicht beherrschte, und machte mich auf den Weg zu Menschen, die mir im Grunde völlig fremd waren. Ein Albtraum für jeden Autisten.

Doch mein ADHS hatte mal wieder ganze Arbeit geleistet. Bevor mein Autismus überhaupt mitbekam, was geschah, saß ich schon im Flieger. Er konnte nur noch »Aber, aber ...!« rufen. Ohne ADHS hätte mich nichts in der Welt als Minderjährige dazu gebracht, über zehntausend Kilometer Luftlinie von zu Hause entfernt bei Menschen zu wohnen, die rein theoretisch Wahnsinnige sein konnten und zudem vor Kurzem erst ausgeraubt worden waren. Ein Überfall in Brasilien hat nur sehr wenig mit dem klassischen deutschen Handtaschenraub zu tun. Gabriels Vater war von Männern mit Maschinenpistolen dazu gezwungen worden, das Tor zur Auffahrt zu öffnen, daraufhin hatten die Bewaffneten große Teile der Wohnung ausgeräumt. Der Wohnung einer Familie aus dem gehobenen Mittelstand in einer beschaulichen Stadt.

Mir machte das damals keine Angst. Auch heute noch lässt es mich kalt. Nicht weil ich total abgebrüht bin. Hielte man mir eine Maschinenpistole vor die Brust, ich würde wimmern wie ein getretener Hund. Ich bin einfach nicht in der Lage, Gefahren zu verstehen und richtig einzuschätzen, wenn ich nicht direkt mit der Nase darauf gestoßen werde. »Du bist ja mutig«, sagen die Leute häufig, wenn sie von meinen Reisen oder sonstigen wirren Erlebnissen erfahren, aber das stimmt gar nicht. Ich bin bloß naiv.

In meiner ersten Nacht in Campinas hörte ich, kurz nachdem ich mich ins Bett gekuschelt hatte, einen lauten Knall.

»What was that?«, fragte ich Mariana, die Tochter des Hauses, mit der ich mir ihr Zimmer teilte.

»Could have been fireworks, one favela warning the other that there's a razzia. Or a really close gun shot. Or a far away exploding bus, you know, they do that sometimes.«

Ah ja. Die Sache mit dem Feuerwerk und den Gewehrschüssen leuchtete mir ein. Das mit den explodierenden Bussen kam mir jedoch seltsam vor.

»Your busses just ... explode every once in a while?«

»Oh, of course not, people detonate them.«

Die Busse explodierten also nicht von selbst, sondern wurden in die Luft gesprengt. Das beruhigte mich, und ich schlief schnell ein. Ich kam überhaupt nicht auf die Idee, eine wie auch immer geartete Verbindung zwischen meinem neuen Zuhause und den Explosionen in unmittelbarer Nähe zu ziehen, und ich lag damit richtig. Natürlich passierte mir absolut nichts.

Den gesamten Urlaub verbrachte ich im trauten Frieden mit meiner Umwelt. Die Männer, die in fahrenden Bussen Messersets verkauften, die Einschusslöcher in so einigen Schulfenstern oder die brennenden Müllberge vor der Haustür – alles kein Problem. Weil es keine Auswirkungen auf mein Leben hatte. Vielleicht meinen manche das mit »autistischer Empathielosigkeit«. Ich nenne es Pragmatismus.

Brasilien war nicht nur schön. Es war unglaublich schön. Besonders während einer nächtlichen Autofahrt im quietschroten Wagen von Gabriels Vater. Ich hatte gedacht, in einer Stadt mit einer Million Einwohnern könne es nie wirklich dunkel werden. Aber Campinas war in der Nacht pechschwarz. Die Favelas, die meist aussahen wie Muttermale in der ansonsten pulsierenden Stadt, waren kaum noch vom Rest zu unterscheiden, so dunkel war es überall.

Seit ein paar Tagen war ich nun schon in diesem Land. Ich blickte aus dem aus Angst vor Überfällen geschlossenen Fenster und schaute den Mond an, als hätte ich noch nie einen Mond gesehen. Er klebte zwischen unzähligen Sternen und lächelte mich an. Die Sichel stand nicht wie zu Hause auf der Seite, sondern lag auf dem Rücken. Als würde der Nachthimmel schmunzeln.

Was die explodierenden Busse, die offen getragenen Waffen oder die viertelstündlichen Warnungen meiner Gastgeber nicht vermochten, schaffte eine Fluggesellschaft. Ich saß in der Küche, aß Broa de Fubá, einen brasilianischen Frühstückskuchen, und trank Tee, als mir Mariana die Tageszeitung unter den Teller schob. Ich biss von meinem Kuchen ab, starrte auf die fremde Sprache und fegte ein paar Krümel von einer Grafik.

Mariana drückte ihren Zeigefinger auf die hellblaue Tinte eines Fotos. Ein abhebendes Flugzeug.

»What airline are you flying with?«

»Varig.«

»They cancelled all flights.«

»They cancelled all ... wait, what?«

Es stellte sich heraus, dass die Fluggesellschaft pleite war und sämtliche Flüge abgesagt hatte. Das erste Mal brachte mich etwas in Brasilien wirklich aus der Ruhe. Aber was tut ein ADHSler, wenn eine gewitterwolkengroße Katastrophe über ihm schwebt? Er schaut nicht mehr nach oben. Statt mich mit meinem Rückflug zu befassen, brach ich auf nach Bahia, zur brasilianischen Spring Break.

Die Reise nach Bahia war von Gabriels Schulklasse geplant worden. Ich hatte nicht so genau hingehört, warum man gemeinschaftlich dorthin fuhr, ob wegen der Ferien oder aus einem etwas feierlicheren Anlass. Schemenhaft kann ich mich noch an eine Veranstaltung erinnern, bei der ich inmitten von Gabriels Mitschülern stand. Einige von ihnen kannten mich schon, Gabriel hatte mich einmal mit in den Unterricht genommen. Ich kannte natürlich niemanden. Für mich sehen Menschen generell ziemlich gleich aus, besonders, wenn ich zu aufgeregt bin, um meiner Umgebung die nötige Aufmerksamkeit zu schenken.

Viele der Jugendlichen sprachen nur gebrochen Englisch, und ich hatte Mühe zu verstehen, was sie mir sagen wollten. Eine Gruppe von Mädchen entschied offensichtlich, dass ich zu cool sei für Gabriel. Als cool zu gelten, diese Erfahrung war mir neu. Sonst hatte ich mich immer in der Rolle von Gabriel wiedergefunden.

Gabriel war der typische Nerd. Eine blasse südamerikanische Version von Jason Biggs in *American Pie*, allerdings mit noch mehr Augenbrauen. Seine randlose Brille sah aus, als hätte er sie dem Lehrer geklaut. Gabriel war sehr groß und spindeldürr und wirkte in seinen Mom Jeans und den viel zu weiten T-Shirts immer etwas verloren. Zu seinem Unglück war er auch noch mit Abstand der Klügste in seiner Klasse. Damit hatte er jegliche Chance auf auch nur einen Hauch street credibility verspielt.

Ich hingegen galt plötzlich als exotisch. Dafür reichte es schon aus, aus einem Land mit einer guten Fußballmannschaft und halbwegs heilen Straßen zu kommen. Als Schleswig-Holsteinerin war ich fast schon Nordeuropäerin und dementsprechend eine ganze Ecke größer und blonder als die Brasilianerinnen. Und überraschenderweise fanden im Land der unverschämt schönen Kurven viele Gefallen an meinem vergleichsweise eher kurvenarmen Körperbau. Man will eben immer das, was man gerade nicht hat.

Die Mädchen begrüßten mich am Flughafen überschwänglich. Sie vereinnahmten mich komplett. Gabriel war abgemeldet. Das fiel mir aber gar nicht weiter auf, denn ich erspähte IHN: den schönsten Jungen, den ich bis dahin in meinem Leben gesehen hatte. Ein brasilianischer Adonis, braungebrannt, mit muskulösen Oberarmen und Waschbrettbauch.

Ein Halbgott mit Wuschelkopf.

Der entgegen aller Wahrscheinlichkeit und all meiner bisherigen Erfahrungen zum Trotz EBENFALLS SCHAUTE. An das Gefühl, beliebt zu sein, hatte ich mich auch nach zwei Wochen in Brasilien noch nicht gewöhnt. Aber es machte mich mutiger.

Später, auf dem knallgelben Sofa im Foyer des Hotels, wo wir auf den Bus warteten, der uns zur ersten von unzähligen Partys bringen sollte, saß der schönste Junge der Welt neben mir. Er kenne ein paar Sätze auf Deutsch, sagte er, um dann mit einem atemberaubenden Akzent den Beweis anzutreten:

»Ichcckrkrh moccccchte diccch gern kussen.«

Ich lief rot an und senkte den Blick auf das hässliche Sofa, das so gelb war wie alles in der Lobby. Nur die eingestaubte gigantische Topfpflanze, in die ich fast fiel, als ich versuchte, von meiner Scham und dem schönsten Jungen der Welt wegzurücken, behauptete noch etwas von ihrem Grün.

»May I kiss you?«

Dass er die Frage auf Englisch wiederholte, erschien mir so aufdringlich und gleichzeitig höflich, dass mir eigentlich nur noch blieb zu nicken. Der schönste Junge der Welt führte mich durch das große gelbe Foyer, in dem man sich fühlte wie im Bauch einer überdimensionalen Gummiente, und weiter zum Pool. Vom Dach der Sauna strömte Wasser ins Becken, und dort, in dem kleinen Spalt, den der Wasserfall freiließ, wurde ich geküsst wie noch niemals zuvor. Die Sterne und der Mond glitzerten auf dem nachtschwarzen Pool, und die schönsten Hände der Welt wanderten über meine Wangen und in meine Haare. Wenn das küssen ist, dachte ich, dann ist das wohl mein erster richtiger Kuss.

Autisten haben Sex

Dabei war ich nicht unerfahren. Mit vierzehn hatte mich ein Junge aus dem Hochbegabtenförderprogramm um ein Date gebeten. Damals haute mich das um. Zu dieser Zeit war ich schon froh, wenn die Jungs mich in Ruhe ließen, denn wenn sie es nicht taten, nannten sie mich hässlich oder blöd. An ein Date hätte ich nie gedacht.

Daher spielte es auch keine Rolle, wer der Typ war, der mich treffen wollte. Oder wie er aussah – groß und blond und mit Pickeln, wenn mir die Erinnerung keinen Streich spielt. Ich nahm entzückt an. Zum ersten Treffen brachte er mir eine Plastikrose mit, wir schlenderten am versifften Hafen meiner Heimatstadt entlang, und am Ende küsste er mich. Ich lächelte, ging nach Hause und verbarrikadierte mich in meinem Zimmer.

Selten hatte mich etwas so sehr geekelt.

Küssen!

Wie furchtbar!

Die Lippen eines anderen Menschen auf meinen Lippen, mit Sabber! Und man kann den Mund und die Haut des anderen riechen und fühlen!

Es war mir ein absolutes Rätsel, warum Menschen so etwas taten, freiwillig und ständig. Ich nahm mir ein Kuscheltier vom Regal und legte eine Kinderkassette in den Rekorder. Auf keinen Fall würde ich jemals erwachsen werden und noch einmal jemanden küssen, dachte ich, während ich mein Stoffnilpferd an mich drückte und den Anfangssong von *Paddington* mitsummte. Als mein Verehrer kurze Zeit später wieder vor meiner Tür stand und sein Recht einforderte, mich wiederzusehen, schickte ich meine Eltern vor und versteckte mich unter der Bettdecke.

Mit fünfzehn litt ich hormonell bedingt schon wesentlich mehr darunter, dass die Jungs mir weiträumig aus dem Weg gingen. Nur in einem Internetforum für Fans der Fernsehserie *Friends* wurde mir so etwas wie Aufmerksamkeit geschenkt. Dass ich dort die mit Abstand aktivste Nutzerin war, verdeutlicht allerdings, dass es mit meinem realen Sozialleben nicht zum Besten stand. Ich war alles andere als »the life of the party«.

Und doch lernte auch ich wieder jemanden kennen. Der Junge besuchte dieselbe Schule wie ich, dieselbe Stufe auch, ich war auf dem Gymnasial-, er auf dem Realschulzweig.

Wir waren ungefähr eine Woche zusammen, als wir das erste (und einzige) Mal Sex hatten. Es geschah quasi aus Versehen und war ganz sicher von mir auch nicht so gewollt. Mir kam das Rummachen auf meinem Bett langweilig und ziemlich unnütz vor, und ich verstand nach wie vor nicht, warum alle so nach Körperkontakt gierten. Wenigstens wurde mir nicht mehr schlecht, wenn ich jemanden küsste.

Wir waren beide ziemlich nackt, und er war ziemlich erregt. Meine angeborene und tiefsitzende Angst vor einer Schwangerschaft meldete sich. Ich nahm all meinen Mut zusammen und fragte:

»Meinst du nicht, mit Kondom wäre es irgendwie sicherer?«

Im Nachhinein weiß ich, dass er meine Frage missverstehen *musste*, forderte ich ihn damit doch eigentlich erst so richtig zum Handeln auf. Ein Missverständnis. Aber ich wollte mich auch nicht blamieren. Wir hatten Sex.

Ich lag auf dem Rücken, den Kopf zur Seite gedreht, und starrte meine gesammelten und gerahmten Autogramme der *Friends*-Darsteller an. Dann dachte ich, dass ich gern einen neuen Wecker hätte. Wenigstens den alten sollte ich mal wieder abwischen. Er war doch sehr staubig. Den Soundtrack zu Sex und Gedanken lieferte die Band Nightwish.

Nach dieser doch eher ernüchternden Erfahrung beschloss ich, das Thema Sex wieder ad acta zu legen. Trotzdem blieb ich noch einen Monat und drei Wochen mit dem armen Jungen zusammen, bis ich mich dazu durchrang, mich zu trennen. Ich brauchte die Zeit, um zu überlegen, wie ich mit ihm Schluss machen sollte. So richtig freundlich war ich nicht.

Autisten haben Sex. Auch wenn das viele Menschen nicht vermuten. Ich kenne eine Autistin, die ihrer Therapeutin von ihrer Beziehung erzählte. Ja, wenn sie Sex hätte, könne sie ja wohl keine Autistin sein, bekam sie zu hören. Offensichtlich existiert dieses Vorurteil nicht nur in der Normalbevölkerung. Vielleicht ist auch daran *Rain Man* schuld. Wenn schon Dustin Hoffman enthaltsam lebt, dann doch wohl alle anderen »Autisten« erst recht.

Manche Autisten besitzen ein Faible für BDSM. Vermutlich, weil es in dominant-devoter Sexualität klare, unmissverständliche Regeln gibt. Nichts passiert ohne vorherige Absprache. Und zudem sind die Berührungen festere, härtere als beim normalen Sex.

Leichte Berührungen werden von Autisten oft als unangenehm empfunden. Mir geht es ähnlich, doch wenn ich in einer Beziehung bin oder auch nur wenn mir Menschen sehr nahestehen, mache ich einen totalen Cut. Dann verspüre ich den starken Drang, diese Menschen auch anzufassen. Das gilt für die Zärtlichkeit mit einem Partner genauso wie für das Kuscheln mit guten Freunden.

Fast immer sind auch Umarmungen zur Begrüßung okay. Bei einer Umarmung spüre ich den anderen nicht auf meiner Haut, da trifft nur Stoff auf Stoff. Hände zu schütteln dagegen, kostet mich große Überwindung. Ich bin gezwungen, die Haut des anderen zu spüren und alle Einzelheiten wahrzunehmen: den Schweiß, die Fingernägel, die Schwielen. Übertroffen wird mein Ekelgefühl dabei nur noch vom zufälligen Berührtwerden meiner Hände durch andere Hände. Daher meide ich volle Einkaufsstraßen, so gut ich nur kann.

Ich war unendlich erleichtert, als Jungs mich plötzlich nicht mehr als asexuellen Fleisch- und Knochenhaufen, sondern als attraktive junge Frau wahrzunehmen schienen. Ich stürzte mich in eine Flut aus One-Night-Stands und Affären, immer hoffend, dass der Nächste ernsthaftes Interesse an mir haben würde. Noch immer ohne Diagnose fiel mir auch kein Grund ein, warum das nicht geschehen sollte.

Zwar verbrachte ich keine Stunden vor dem Spiegel, dafür aber konnte ich mindestens einen Spruch aus jedem Schwarzenegger-Film auswendig und mit überzeugender Schwarzenegger-Intonation vortragen. Jungs mögen so etwas. Deswegen trafen sie sich gern mit mir, um schlechte Actionfilme zu gucken, Videospiele zu spielen oder unerhört viel Bier zu trinken. Sie gingen auch gern mit mir ins Bett. Aber ich war nicht das Mädchen, das man seinen Eltern vorstellte oder mit dem man über eine Zukunft nachdachte.

Als Grund dafür gaben die Männer zumeist an, gerade nicht auf der Suche nach »etwas Festem« zu sein. Seltsamerweise erzählten mir dieselben Männer, nachdem sie sich einige Wochen nicht mehr gemeldet hatten, dass sie sich verliebt hätten und nun »in festen Händen« seien. Dabei versuchten sie, so schuldbewusst wie möglich auszusehen. Ihren Facebook-Status hatten sie da aber natürlich schon längst aktualisiert.

Die zweithäufigste Begründung erschien mir noch asozialer:

»Wir können nicht zusammen sein, ich habe ja schon eine Freundin.«

Ein Satz, der häufiger vorkam, als man denken würde. Und weil die Gefahr wohl zu groß war, ich könne auf dem Weg zur Wohnung des Mannes noch aus dem fahrenden Zug springen, fiel er meistens erst nach dem Sex.

Ich wollte akzeptiert und gemocht werden und hatte nicht das sprachliche Werkzeug, meine Wünsche und Bedingungen in einer Beziehung zu kommunizieren. Mir war es lieber, mich auf dubiose Affären einzulassen, als wieder allein zu sein. Und irgendwann war es mir sogar lieber, als in Beziehungen wieder und wieder vor den Kopf gestoßen zu werden.

Autisten sind naiv. Wir gehen für gewöhnlich nicht davon aus, dass uns jemand etwas Böses will. Warum auch, dieser Jemand kennt uns doch gar nicht. Erfahrungsgemäß finden uns die Leute erst doof, wenn sie uns kennen. Dann aber mit an Sicherheit grenzender Wahrscheinlichkeit.

Während andere Kinder Französisch, Algebra und Zungenküsse lernten, wurde uns beigebracht, dass wir merkwürdig sind. Und dann wurde uns gezeigt, wie man mit merkwürdigen Menschen umgeht. Im besten Fall gar nicht, im gewöhnlichen mit Erniedrigung sowie sprachlicher und körperlicher Gewalt.

Aus der über Jahre immer wieder erfahrenen Ablehnung resultiert unser starker Wunsch nach Nähe und Anerkennung. Egal wie oft uns die Medien auch als Einzelgänger beschreiben, als einsame Luchse, die glücklich damit sind, allein durchs Leben zu streichen oder sich hinter ihren Bildschirmen zu verschanzen: Autisten leben nur extrem selten freiwillig solitär. Autisten leben, arbeiten und lieben. Wir genießen Sexualität und Nähe.

Aufgrund unserer Erfahrungen verwechseln wir nur möglicherweise manchmal beides miteinander.

Ich habe schon früh meine Zuneigung gern als Verliebtheit oder gar Liebe fehlinterpretiert. Später passierte mir das nicht mehr so oft, doch als Teenager war ich mir bei jedem dahergelaufenen Typen sicher, dass ich ihn definitiv liebte. Die Worte »Ich liebe dich« kamen mir allerdings nicht über die Lippen. Das war mir irgendwie unangenehm. Bekam ich sie zu hören, fühlte ich mich unter Druck gesetzt und brachte mit Ach und Krach eine Erwiderung heraus. Eigentlich gab es damals kaum einen schnelleren Weg, mich loszuwerden.

Die Männer, die mit mir nur ins Bett gingen und mich ansonsten ignorierten, fand ich wesentlich spannender. Sie stellten eine Art Herausforderung dar. Allerdings eine, die ich nicht ein einziges Mal meisterte.

Fast alle einschlägigen Ratgeber und Internetseiten sprechen von den Problemen, die ADHSler angeblich damit haben, längere Beziehungen zu führen. Der Grund: Sie langweilen sich zu schnell, wenn sie jeden Morgen in dasselbe Gesicht blicken. Aber ADHS ist kein Persilschein für Untreue. Es ist höchstens eine Erklärung, keine Entschuldigung.

Die meisten meiner Bekanntschaften überdauerten die Nacht nicht, und wenn doch, konnte man sicher sein, dass ich spätestens nach drei Monaten die Reißleine ziehen würde. Viele Menschen konnte ich neunzig Tage lang sehr spannend und anziehend finden, verlor dann aber rasend schnell jegliches romantisches Interesse an ihnen. Statt fremdzugehen, trennte ich mich.

Die Erkenntnis, dass ein Kennenlernen Jahre oder sogar ein ganzes Leben in Anspruch nehmen kann, dämmerte mir erst nach und nach. Und bis ich begriffen hatte, dass darin eigentlich auch eine Verheißung liegt, dauerte es noch ein bisschen länger.

Auf dem Standesamt mit Barbra Streisand

Ryan und ich besuchten dasselbe Seminar an der FU in Berlin. Das Semester hatte gerade begonnen, die Blätter an den Bäumen vor den Universitätsgebäuden in Dahlem wurden ganz langsam orange und rot und gelb. In Berlin ist das Licht im Herbst besonders schön, nicht verhalten und milchglasig wie im Frühjahr und nicht mehr sommerlich grell. Im Herbst sieht alles aus, als hätte jemand einen Goldfilter vor die Sonne gespannt. Noch ist der Wind warm und die Luft weich wie Honig.

Unter meiner rosafarbenen Strumpfhose hatte ich Frischhaltefolie um meinen Unterschenkel gewickelt, um ein frisches Tattoo zu schützen. Ryan saß hinter mir. Wie ich erst später erfahren sollte, verkündete er seinem Sitznachbarn, kaum dass er mich gesehen hatte, dass aus uns beiden ein Paar würde. Das klingt romantischer, als es war, denn dahinter verbarg sich eine Wette. Der Einsatz: ein Kasten Bier. Der Sitznachbar schlug ein.

Unser Professor erkundigte sich bei Ryan, wie man auf Englisch das Krähen eines Hahnes verschriftlichen würde. Statt Kikeriki sage man Cock-a-doodle-do, erklärte Ryan, und ich schaute mich nach ihm um. Sonne und Chlor hatten seine lockigen braunen Haare gebleicht. Seine wasserblauen Augen musterten mich. Schnell drehte ich mich wieder nach vorn. Den Rest der Sitzung verbrachte ich damit, nervös mit meinen Haaren zu spielen, einige hatten sich aus meinem Pferdeschwanz gelöst. Ich atmete auf, als wir entlassen wurden. Die Sonne im Gesicht und das alte Backsteinhaus im Rücken zündete ich eine meiner dünnen, im Norden »Nuttenstängel« genannten Zigaretten an. Meine Sucht gab mir die Gelegenheit zu einer Übersprunghandlung.

Ryan kam kurz nach mir durch die Tür, einen Haufen seiner Freunde im Schlepptau. Ein braungebrannter Surferboy in Skaterklamotten. Mit einundzwanzig fand ich nichts unwiderstehlicher. Er sah zu mir herüber und grinste. Auf einmal war ich wieder ein Teenager, zuppelte an meinen Haaren und starrte auf meine bunt geblümten Paillettenstiefel. Als ich wieder aufsah, stand Ryan vor mir und drehte sich eine Zigarette.

»Do you have a lighter?«

Er lächelte breit. Ich gab ihm mein Feuerzeug.

Dann stellte er mir Frage um Frage, ich antwortete brav und sagte auch nicht Nein, als er anbot, mich zum Mittagessen in eines jener schrecklichen Restaurants zu begleiten, wie es sie überall in Campusnähe gibt. Wir waren ganz allein in dem großen Raum.

Wie immer, wenn ich jemanden neu kennenlerne, hielt ich mich zurück. Bis mich plötzlich ein Thema aus der Reserve lockte. Wie sich herausstellte, liebte Ryan

Per Anhalter durch die Galaxis, den Klassiker von Douglas Adams, ebenso wie ich. Kichernd spielten wir Zitate-Pingpong, und ich wedelte euphorisch mit den Käsetortellini auf meiner Gabel. Wer am Ende wen überredete, die restlichen Seminare des Tages sausen zu lassen, um den Film zum Buch anzuschauen, weiß ich nicht mehr.

Eine Woche später zog Ryan mit Sack und Pack bei mir ein. Ich war mir so sicher, den Mann fürs Leben getroffen zu haben, dass ich all mein Geld darauf gesetzt hätte. So ich denn welches besessen hätte.

Mit Ryan wurde mir nicht so schnell langweilig wie mit den anderen vor ihm. Nicht zuletzt, weil er immer einen Restzweifel daran ließ, ob er dasselbe für mich empfand wie ich für ihn. Er lege sich nicht gern fest, sagte er, in den USA laufe das alles etwas anders, da date man sich erst einmal einige Monate, bis man sich entscheide, ob man nun ein Paar sei.

Ryan gehörte zu den Coolen, war wie die, die mich in der Schule gemieden hatten. Aber er nahm mich mit zu seinen Freunden, ging auf Partys und Konzerte. Und obwohl ich das anstrengend fand, begleitete ich ihn, um ihn mit meiner fetzigen Persönlichkeit zu beeindrucken.

Eigentlich eine ziemlich bescheuerte Idee.

Kurze Zeit später heirateten wir.

Ich war unendlich erleichtert, als unser Wagen vor dem Beverly Hills Courthouse hielt. Die Hochzeit hatte ich selbst organisiert und geplant. Termine vereinbart, Gebühren bezahlt, mich ans Telefon gehängt, Formulare ausgefüllt. Ryan brauchte man mit derart profanen Tätigkeiten gar nicht erst zu kommen. Dass ich keine Ahnung davon hatte, wie das mit dem Heiraten in den USA so funktionierte, kitzelte nur ein Schulterzucken aus ihm heraus.

Das Organisieren stärkte mich, obwohl es bestimmt angenehmere, günstigere und einfachere Wege gegeben hätte, meine Furcht vor Telefonaten zu bekämpfen. Nach dem x-ten Gespräch mit einer nuschelnden Südstaatlerin, die dank des Rauschens in der Leitung noch schlechter zu verstehen war (»DoyallneedafoamA640ardoyapäräntslevehear?« – »... what?« – »I said: doyallneedafoamA640ardoyapäräntslevehear?«), ließen die Schweißausbrüche beim ersten Ertönen des Freizeichens etwas nach.

Los Angeles kurierte mich ein wenig von meiner Angst, mit Fremden ins Gespräch zu kommen.

Für die anstehende Hochzeit brauchte ich natürlich ein Kleid. Auch wenn die Zeremonie nur im Kreise einiger Freunde – es waren nicht einmal die engsten, sondern die, die zufällig Zeit hatten – in einem Gerichtsgebäude mit Metalldetektoren im Eingangsbereich und dem Charme eines deutschen Siebziger-Jahre-Kleinstadtverwaltungsbaus stattfinden würde, wollte ich mich halbwegs wie eine Braut fühlen. Zusammen mit einer Freundin fuhr ich ins Fashion District, um ein dem Anlass entsprechendes und bezahlbares Kleid zu finden.

Wir fanden aber keins.

Stattdessen kaufte ich im Affekt ein Zwergkaninchen für zehn Dollar am Straßenrand, das ich auf den Namen Barbra Streisand taufte.

Zu dieser Zeit wusste niemand von meinem ADHS, nicht einmal ich selbst. Ich war einfach quirlig und sehr, sehr seltsam.

Wenn man tagein, tagaus mit einem Kaninchen, kleiner als eine Faust, durch eine Millionenstadt läuft, bleibt es nicht aus, dass man angesprochen wird. Praktisch jeder wollte wissen, ob Barbra echt sei und ob man sie streicheln dürfe. Wenn sie nicht gerade in meinem Schal schlief, setzte ich sie aufrichtig wirkenden Menschen (die ich ums Verrecken nicht von zwielichtigen unterscheiden kann) auf die Hand.

Barbra entwickelte sich schnell zum Star in Beverly Hills. Selbst wenn sie unsichtbar in einer Stofffalte schlummerte, kamen wildfremde Leute auf mich zu und fragten, ob ich nicht die »Bunny-Lady« sei, von der sie schon so viel gehört hätten.

Dank Barbra lernte ich, auf offener Straße zu small talken. Ich konnte ja schließlich nicht schweigend danebenstehen, wenn jemand mein Kaninchen streichelte.

Die Kalifornier verwickeln sowieso schon die ganze Zeit alle Menschen im Umkreis von zehn Metern in ein Gespräch, egal ob an der Supermarktkasse, im Café oder, und das fasziniert mich am meisten, auf semiöffentlichen Toiletten. Hat man dann noch ein winziges, flauschiges Tier dabei, wird die Anziehungskraft so groß, dass man sich freuen kann, wenn Passanten zumindest noch ein bisschen Abstand halten und nicht gleich ganz in die eigene Umlaufbahn eindringen.

Selbst bei unserer trotz aller Missverständnisse mit Südstaatlerinnen stattfindenden Hochzeit schmuggelte ich Barbra in meinem Schal durch die Security. Die Richterin entdeckte sie mitten im feierlichsten Moment:

»... to have and to hold, from this day ... Excuse me, um, but is that a living bunny in your scarf?«

Barbras kleine Nase hatte sich aus meinem Schal herausgearbeitet.

»Yes. This is Barbra Streisand.«

Während ich mich innerlich darauf vorbereitete, sofort zu Fuß nach Mexiko fliehen zu müssen, weil ich unerlaubterweise ein Tier in das Gebäude geschleust hatte, lachte die Richterin.

»Well, welcome Mrs. Streisand, you might very well be the most prominent guest I've ever had at a ceremony.«

Flauschige, winzige Tiere sind einfach zu süß, um ihretwegen jemandem ernsthaft böse zu sein. Eine Ehe zu stiften, die hält, schaffen leider aber auch sie nicht.

Jahrelang war meine Sehnsucht nach Liebe und Zuneigung so groß, dass ich bereit war, für die Chance ihrer Erfüllung so gut wie alles zu ertragen. Ich lernte nicht aus meinen Fehlern und fiel immer wieder auf denselben Typ Mann herein.

Erst als nach meiner Ehe noch eine weitere längere Beziehung in die Brüche ging, legte sich ein Schalter in meinem Kopf um. Ich hatte vorerst genug. Und ich erkannte, dass ich nicht allein bin. Meine Familie und die Freunde, die ich mittlerweile habe, sind für mich da, verbringen Zeit mit mir, kuscheln sogar mit mir, wenn ich die körperliche Nähe zu einem anderen Menschen brauche. Ich habe Zeit, auf den Richtigen zu warten.

Fragen stellen

Wer wie ich eher Mühe hat, seine Impulse zu kontrollieren, für den ist Geld ein ständiges Thema.

Kaum habe ich etwas Geld, ist es auch schon wieder weg. Für schlechte Tage vorauszuplanen oder gar Geld anzulegen, gelingt mir nicht. Um über die Runden zu kommen, muss ich mich manchmal selbst austricksen. Dann überweise ich eine Summe auf ein anderes Konto und vergesse, dass ich sie dort geparkt habe. Wenn ich dann verzweifelt nach Mitteln und Wegen suche, ein finanzielles Loch zu stopfen, fällt mir das ausgelagerte Geld wieder ein, und es geht wieder für einige Zeit.

Man ahnt gar nicht, was in der Hitze des Gefechts alles total wichtig werden und jeden Cent wert sein kann. Selbst wenn mein iTunes-Account plötzlich gesperrt würde, hätte ich wahrscheinlich genug Musik, um bis zu meinem Tod kein Lied zweimal hören zu müssen. Neben meinem Bett türmen sich die Bücher bis in die Unendlichkeit, weil ich wieder einmal ganz dringend alle Bände einer Reihe auf einmal kaufen musste.

Solange meine Kreditkarte funktioniert, benutze ich

sie. Besonders gern, um Geschenke zu kaufen. Bin ich flüssig und jemand, der mir nahesteht, wünscht sich etwas, dann wird es mit an Sicherheit grenzender Wahrscheinlichkeit kurz darauf vor seiner Nase liegen.

Das hat zur Konsequenz, dass ich nicht selten bis spät in die Nacht Zahlen in mein Handy tippe. Wenn ich jeden Monat soundso viel ausgebe, dann muss ich soundso viel verdienen, damit ich dies und jenes weiterhin bezahlen kann, aber vielleicht könnte ich auch einen Kredit aufnehmen oder woanders etwas einsparen, aber nein, da ist ja noch die Krankenkasse, die hatte ich doch glatt vergessen – so geht es immer weiter, auch nachdem ich das Handy schon lange ausgeschaltet habe.

Natürlich ist das meine eigene Schuld. Wenn ich nicht mit Geld um mich werfen würde, wären meine Probleme wesentlich kleiner. Aber es müssen anscheinend noch eine ganze Menge solcher Nächte voller Panik vergehen, bis die Erkenntnis endlich zu den letzten Winkeln meines Gehirns vorgedrungen ist, dass ich mir diese Panik auch sparen könnte.

Könnte ich denn sparen.

Wer sein Studium finanzieren will, der hat oft nur zwei Möglichkeiten. Entweder er investiert in seine Zukunft und kommt schon mal bei einem tollen Unternehmen unter. Dann besteht sein Lohn aber in der Regel aus wenig mehr als der gesammelten Erfahrung. Oder er sucht sich einen Zombie-Nebenjob, der keine Qualifikationen und kein Können voraussetzt, und arbeitet ebenfalls für einen Hungerlohn.

Als junge Frau weiß man, was man zu tun hat. Man wird entweder Hostess oder kellnert oder macht Promotion für dubiose Firmen, deren Praktiken man lieber nicht hinterfragt.

Ich habe Probe-Abos für Zeitungen in Bars an die Leute gebracht, Messe- und Konzertbesucher zu ihrer Zufriedenheit befragt, Gläser gespült und Abiturienten unmoralische Mengen Alkohol serviert. Neben meinem Vollzeitstudium kam ich so auf eine Freizeit von grob geschätzt null Stunden pro Tag. In den Semesterferien arbeitete ich teilweise bis zu achtundvierzig Stunden durch. Der einzige Schlaf, den ich bekam, waren die Nickerchen in der S-Bahn auf dem Weg von einem Job zum nächsten.

Das schlaucht. Es würde selbst jemanden schlauchen, der im Kopf ganz normal gestrickt ist. Gegen Ende meiner Niedriglohnsektor-Odyssee schloss ich mich während einer Sportveranstaltung im Klo ein, anstatt länger die Leute zu befragen. Ich weinte, bis endlich alle Menschen weg waren.

War es das wert? Finanziell gesehen sicherlich nicht. Und doch hat es sich gelohnt. Denn ich ging an meine Grenzen und rannte dann mit Lichtgeschwindigkeit über sie hinaus, immer darauf bedacht, so sehr mit den Beinen zu strampeln, dass ich nicht unterging. Was dazu führte, dass sich meine Grenzen allmählich in Luft auflösten. Das eine, was man will, das andere, was man muss. Kaum ein anderer Allgemeinplatz leuchtete mir in dieser Zeit mehr ein.

Ich lernte, auf Menschen zuzugehen. Jeder Kunde, jeder Fremde kostete mich neue Überwindung. Insbesondere wenn es ein Promotion-Job erforderte, Menschen in ihrer Freizeit zu stören. Gäste in einer Bar erwarten, dass sie bedient werden. Sie erwarten nicht, ein Zeitungsabo angeboten zu bekommen, und sie verspüren wirklich nicht die geringste Lust, in ein Gespräch darüber verwickelt zu werden.

Ich verstehe sie. Auch ich kann mir Schöneres vorstellen, als angequatscht zu werden und dann Sätze wie diese zu hören:

»Heeey, habt ihr Bock, die Blabla-Gazette für einen Monat kostenlos zu lesen? Ist voll easy, ihr müsst bloß in dieser finsteren, rauchgeschwängerten Kneipe eine Tischoberfläche finden, die nicht klebt, und dann diese drei Millionen Fragen beantworten. Eure E-Mail-Adresse müsst ihr nicht angeben, dann bekomme ich aber weniger Geld, weil mein Chef euch nicht vollspammen kann. Ja, klar, den Kuli dürft ihr behalten.«

Ich kündigte nach nicht einmal zwei Wochen. Es gibt Grenzen, die muss man nicht überwinden können. Dazu gehören die Grenzen der Unaufdringlichkeit und die des guten Geschmacks.

Im November 2009 sollte ich in einer namhaften Berliner Veranstaltungshalle Menschen befragen. Auf dem Plan standen vier Termine: ein Basketballspiel, ein Eishockeyspiel, ein Konzert von Udo Jürgens und eins der Backstreet Boys. So viel Spaß für 350 Euro Verdienst. Zugegebenermaßen hatte ich nur wegen des Backstreet-Boys-Konzerts zugesagt. Wir alle sind käuflich.

Ich lernte drei Arten von Menschen kennen. Die, die

sich gar nicht erst auf eine Umfrage einließen. Die, die aus purer Menschenliebe mitspielten und das Ganze noch schneller hinter sich bringen wollten als ich. Und die, die wohl seit Jahren mit niemandem mehr gesprochen hatten und nun die Gelegenheit witterten, ihre Lebensgeschichte zu erzählen und endlich all ihre Weisheiten mit der Jugend zu teilen.

Der erste Abend begann recht vielversprechend. Der lokale Basketballverein spielte, und die Halle war gerammelt voll mit Halb- und Dreiviertelstarken, einigen wenigen Mädchen sowie einem Pärchen, das sich aus gleich mehreren Gründen von der Masse unterschied. Die beiden bewegten sich langsamer, sprachen leiser, trugen vollständige Kleidung. Und sie waren älter als die meisten anderen. Deutlich älter.

»Darf ich Sie nach Ihrem Alter fragen?«, schloss ich das Interview mit der rüstigen Dame. Sie lächelte und sah auf die Altersgruppen auf dem Display meines Handcomputers. »Richard, wir stehen da nicht mehr drauf!«, amüsierte sie sich, und ich dachte, wenn sie wirklich nicht mehr zu der Gruppe »60 bis 65« gehörte, musste sie sich fantastisch gehalten haben. »Ich bin siebzig Jahre alt!«, verkündete die Frau mit erhobenem Zeigefinger und fügte mit ähnlichem Nachdruck hinzu: »Und ich bin Basketball-Fan!«

Das war angenehm. Und es lehrte mich Small Talk. Die Fragen standen alle in meinem etwas vorsintflutlichen Handcomputer, ich musste nur lernen, an den richtigen Stellen zu lächeln, zu nicken oder einen überaus charmanten Kommentar abzulassen.

»Siebzig? Na, Sie flunkern doch!«, sagte ich, wandte mich dann an ihren Ehemann und sagte: »Da haben Sie aber einen Fang gemacht.« Dann zwinkerte ich, wünschte einen schönen Tag und nannte die beiden »Turteltäubchen«, was sie in einen Glücksrausch versetzte.

Menschen glücklich zu machen, ist nicht allzu schwer. Mit ihnen zu reden eigentlich auch nicht. Es macht eben nur nicht besonders viel Spaß. Zumal wenn der Gesprächspartner nicht so auf Zack ist wie die Basketball-Oma. Dann können einem Minuten durchaus schon mal wie Stunden vorkommen.

»Ich lese Ihnen nun ein paar Statements vor.«

Zustimmendes Nicken.

»Ich möchte, dass Sie diese in Schulnoten bewerten. Eine Eins heißt ›trifft voll zu‹, eine Sechs ›trifft überhaupt nicht zu‹.«

Ich beobachtete eine deutlich erkennbare Steigerung des Nickens.

»Ich fühle mich hier als Kunde gut aufgehoben.«

Das Nicken nahm besorgniserregende Ausmaße an.

»Okay. Ich fühle mich hier als Kunde gut aufgehoben.«

Die Frau schien aus ihrer Nick-Trance zu erwachen. Bedächtig öffnete sie die zusammengekniffenen Lippen, schob den Unterkiefer nach vorn und sagte mit großer Bestimmtheit:

»Ja!«

»Nein! Also ja, meinetwegen, aber antworten Sie bitte in Schulnoten.«

»Ja!«

»Okay. Ist das eher eine Eins oder eine Zwei?«

Schweigen. Ich blickte in leere Augen. Durch die Pupillen konnte ich die Steppenläufer im Gehirn herumfliegen sehen. Gerade wollte ich eine Eins eingeben und fortfahren, als meine Gesprächspartnerin sich doch noch zu einer Antwort entschloss:

»Vier.«

»Gut. Halt ... was? Ich dachte, Sie fühlen sich gut aufgehoben?!«

»Ja!«, strahlte die Frau. Sie schien begeistert, eine Ja-/Nein-Frage gestellt zu bekommen. Ich holte tief Luft, tippte auf die Zwei und schraubte das Lächeln bis zum Ende der Befragung wieder in meinem Gesicht fest.

Fünf Minuten sollte so ein Interview dauern.

Ich war dankbar, wenn ich es in zehn schaffte.

Als noch um einiges unterhaltsamer entpuppten sich die Eishockey-Fans einige Tage später. Bis zu diesem Abend hatte ich nicht gewusst, wie viel ein Mensch tatsächlich trinken konnte, ohne sein Sprachvermögen zu verlieren (sofern man eine sehr liberale Definition von »sprechen« vertritt). Jetzt erfuhr ich es.

Leider stellte sich meine Kleiderwahl als extrem ungünstig heraus. Auf das Tragen eines Rocks hätte ich besser verzichtet. Ungefähr die Hälfte aller Grabscher und Kommentare hatte ich mir daher wohl selbst zuzuschreiben.

Ich ging auf einen Mann mittleren Alters zu. Jackett, Jeans und ein Bier im Plastikbecher.

»Haben Sie heute schon einen unserer Engel gesehen?«

Schmieriges Grinsen, eine ausladende Handbewegung.

»Sind Sie denn einer?«

»Nein, ich bin Interviewerin. Die Engel, das sind die in Weiß mit den Flügeln.«

Sogar eine Mimik-Legasthenikerin wie ich erkannte die Enttäuschung angesichts meiner emotionslosen Reaktion. Vielleicht versuchte er zu flirten. Oder er machte sich über mich lustig. Beides war nicht gerade witzig.

»Ach so. Ja, hab ich«, sagte der Mann und nahm einen gesunden Schluck aus seinem Becher.

»Wie bewerten Sie die Optik unserer Engel?«

Da war das Grinsen wieder. Wer dachte sich bloß solche Fragen aus? Und wo trieben sich eigentlich die gegen Sexismus demonstrierenden Gender-Studies-Studentinnen herum, wenn man sie brauchte?

»Also, wenn du einer bist, dann super!«

Auf unangenehme Annäherungsversuche reagiere ich immer gleich. Auch heute noch. Nämlich gar nicht. Ich ignoriere sie einfach. Denn eins habe ich gelernt: Als Frau darf man dabei nie, wirklich niemals, unter absolut keinen Umständen, lächeln. Nicht einmal aus Verlegenheit.

Sobald man einen Mann im Jagdmodus, der sich auch noch für unwiderstehlich hält, anlächelt, wird das als Bestätigung gewertet. Als Einverständnis, mit ihm ins Bett zu gehen. In der Eishockeyhalle erlöste mich der Beginn des nächsten Drittels, im Alltag rettet mich, dass ich von solchen Männern kaum je angesprochen werde.

Das liegt an etwas ganz Wunderbarem. Etwas, das im jugendlichen Volksmund »Resting bitch face« genannt wird. Eigentlich sehe ich immer so aus, als wäre ich wütend oder als hätte ich gerade einen Pups gerochen. Das geschieht nicht mit Absicht. Wenn ich nicht gerade mit jemandem interagiere, beschränkt sich mein Gesicht nur auf das Nötigste.

Einmal wurde ich in eine Talkshow eingeladen, um über Abtreibung in Zusammenhang mit Behinderung zu sprechen. Meine Mutter verfolgte die Sendung. Hinterher meinte sie:

»Du warst ganz toll, Mäuschen, aber immer wenn sie dich als Schnittbild genommen haben, sahst du aus, als würdest du gleich brechen oder einschlafen.«

Ich kann das »Resting bitch face« nur empfehlen. Es ist einer der zuverlässigsten Asperger-Coping-Mechanismen, die ich kenne.

Dank meiner Umfrage-Torturen bin ich mittlerweile in der Lage, jeden alles fragen zu können. Als im Frühjahr 2015 eine gute Freundin von ihrem Freund verlassen wurde, schleppte ich sie zur Ablenkung in eine Bar, wo sie, ganz die quirlige Person, die sie ist, sofort mit Männern ins Gespräch kam. Der Brillenbubi im Hemd, der am Nebentisch saß, hatte es ihr angetan.

Die beiden unterhielten sich wunderbar, zumindest vermutete ich das, war ich doch selbst in ein Gespräch mit einem ehemaligen Schulfreund vertieft, den ich zehn Jahre nicht gesehen hatte. Wir sprachen gerade über Inklusion (ich bin mir sicher, viele meiner wenigen Freunde hassen mich ein bisschen dafür, dass ich kaum mehr ein anderes Thema kenne), als meine Freundin zu mir herüberkam und mir extrem laut etwas ins Ohr »flüsterte«.

Sie wollte Brillenbubis Nummer. Und ich sollte ihn danach fragen. Halb taub taumelte ich an seinen Tisch und schrie über die dezente Musik hinweg:

»MEINE FREUNDIN HIER WILL DEINE TELEFONNUMMER!«

Als er lachte und nickte, war das in gewisser Weise für mich ein noch viel größerer Erfolg als für meine Freundin. Ich hatte einen Fremden angesprochen, und nichts Schlimmes war passiert. Ein winzig, winzig kleiner Schritt für die Menschheit, ein gigantischer für mich. Und noch heute lässt mich jede positiv verlaufende Interaktion mit einem Unbekannten wieder ein Millimeterchen weiter auf dem Spielfeld des Lebens vorrücken.

Bürojobs, Cupcakes und ein verlegter Reisepass

Als ich einmal in einem Interview erzählte, dass ich kellnerte, um zu lernen, auf Menschen zuzugehen (und um nicht zu verhungern), erntete ich viel Missbilligung aus Autistenkreisen.

Die meisten Autisten konnten sich nicht vorstellen, auch nur eine Stunde ihres Lebens Bier auszuschenken oder Bestellungen aufzunehmen. Sie wussten ja nicht, dass ich einen beachtlichen Teil meiner Arbeitszeit damit verbrachte, mich zu verstecken und meine Tränen zurückzuhalten.

Nicht nur in der Welt der Minijobs und Ausbeutertätigkeiten, in der sowieso nur ein Bruchteil von uns ansatzweise bestehen kann, tun sich Autisten schwer. Auch auf dem stinknormalen Arbeitsmarkt haben viele von uns Probleme. Verlässliche Zahlen zur Arbeitslosenquote von Autisten gibt es nicht. Doch schon allein von meinen autistischen Freunden und Bekannten sind viele gar nicht oder weit unter ihren Fähigkeiten beschäftigt. Auf wen das nicht zutrifft, der studiert oder hat sich selbstständig gemacht. Seit meiner Zeit in einem Großraumbüro kann ich das sehr gut verstehen.

Großraumbüros sind nicht meine Welt. Dauernd kommt jemand rein und will irgendwas. Andere essen oder räuspern sich. Selbst wenn man das große Glück hat, für sich zu sein, gibt es noch die Unterhaltungen im Nebenraum, die Rufe auf dem Gang, das Klingeln des Telefons. Schon den Hörer abzunehmen und draufloszusprechen, stellt für viele Autisten eine unbezwingbare Hürde dar.

Zudem erfordern Bürojobs ein fast schon sittenwidriges Maß an Sozialkompetenz. Wer zwar immer gute Arbeit abliefert, aber auf dem Gang nicht grüßt und sich nie mit den Kollegen beim Mittagessen über dummes Zeug unterhält, dessen Aufstiegschancen dürften überschaubar sein. In der Fernsehserie *Boston Legal* arbeitet der Asperger-Autist Jerry Espenson seit fünfzehn Jahren als Anwalt in der Kanzlei Crane, Poole & Schmidt. Er tritt karrieremäßig auf der Stelle. Als Begründung, warum sie Jerry nicht zum gleichberechtigten Partner ernennen, führen die Entscheider sein »awkward social behavior« an, also seine sozialen Unzulänglichkeiten.

So wie Jerry ergeht es vielen Autisten. Besonders denen, die ihr Spezialinteresse zum Beruf gemacht haben. Ein autistischer Anwalt kann vielleicht das komplette Gesetzbuch aus dem Stegreif rezitieren, ein autistischer Arzt mag alle Krankheiten und ihre Symptome beherrschen und ein autistischer Aktionär schneller kalkulieren als seine Kollegen – all das wird nichtig im Angesicht der hässlichen Fratze des sozialen Zwangs am Arbeitsplatz.

Sozial Ungeschickte kennen ihren Platz. Abhängig vom Grad ihrer Unzulänglichkeit liegt der irgendwo zwischen dem Bodensatz der Gesellschaft und dem Mittelmaß. Das ist der Grund dafür, warum viele Autisten trotz guter Qualifikation keinen Job haben oder sich selbstständig machen. So wie ich.

Man muss kein Autist oder ADHSler sein, um in einem Großraumbüro nicht besonders gut arbeiten zu können. Selbst neurotypische Menschen tragen dort nicht selten Ohrstöpsel oder Kopfhörer, um sich immerhin halbwegs konzentrieren zu können.

Vor Kurzem absolvierte ich ein Praktikum in der Online-Redaktion einer renommierten deutschen Zeitung. Eine große Ehre. Doch meine Unzulänglichkeiten erlaubten es mir nicht, jeden Tag in die Redaktion zu gehen.

Inmitten des imposanten Glaskastens an der Hauptstraße saßen wir alle in einem Raum. Ein Büro, groß wie ein Stadion und laut wie ein summender Bienenstock. Mein Platz befand sich ganz am Rand. Ich saß mit dem Rücken zu allen anderen und hatte nur die Glasfassade vor mir. Das versetzte mich zuverlässig in eine Schockstarre. Auf einige Minuten Nervosität folgte trügerische Beruhigung, ehe mich nackte Panik erfasste.

Draußen führte Berlin das beliebte Stück »Studienfahrten in die Hauptstadt« vor zauberhaften Herbstkulissen auf. Schüler aller Altersgruppen und Länder turnten vor meiner Nase herum, zeigten auf mich oder schrien sich so laut Dinge zu, dass selbst das Schallschutzglas nichts mehr ausrichten konnte.

Die Ablenkungen zeigten Wirkung. Mein Arbeitsrhythmus verlangsamte sich immer mehr. Weil ich mit dem Rücken zu ihnen saß, konnten fast alle Kollegen sehen, wie wenig sich auf meinem Bildschirm tat. Zu meinem großen Glück waren sie jedoch durch die Bank ganz zauberhafte Menschen. Und dann schenkten mir auch noch der Himmel und das Herbstwetter eine fette Erkältung, die mich einige Wochen davon abhielt, in der Redaktion zu arbeiten.

Natürlich hätte man Verständnis für meine Situation gehabt und mir auch sofort geholfen, wenn ich auch nur einen Mucks gesagt hätte. Ich wusste aber nicht, wie ich das anstellen sollte. »Hallo, ganz kurz mal eben! Ich bin die neue Praktikantin. Ich hätte gern einen anderen Platz, am besten sofort, und außerdem wäre es total toll, wenn ihr möglichst wenig mit mir reden würdet. Danke!«

Eher nicht.

Also saß ich das Ganze mehr oder weniger aus, versuchte, halbwegs sinnvolle Dinge auf den Bildschirm zu bringen und mich von der Daunenmantel-Parade vor meinem Fenster und dem nie abebbenden Geräuschpegel nicht allzu sehr stören zu lassen.

Während meines Studiums arbeitete ich auch als Hilfskraft an der Uni. Dieser Job lag mir. Meistens saß ich allein in einem Zimmer und verwandelte Artikel über Lebensmittel in Zahlen. Ich zerlegte und sortierte die Inhalte der Texte nach einem vorgegebenen Kodex, der es klugen Akademikern später erlauben würde, die Berichterstattung in diesem Teilbereich zuverlässig beurteilen zu können.

Allein rumsitzen, Artikel verstehen und mit Zahlen um mich werfen, das ist eine meiner Kernkompetenzen.

Oder vielmehr: Sie wäre es. Hätte ich kein ADHS.

Die Freundlichkeit meiner Chefs und die Freiräume, die sie unserer Abteilung ließen, waren mein Verderben. Ohne eindeutige Regeln und klare Strukturen kann ich keine Deadline einhalten. Keinem Arbeitgeber ist es aber zuzumuten, dass er mich babysittet, damit ich mein Potenzial ausschöpfe. Das kann nur ich selbst übernehmen.

Wenn man mir an der Uni zu verstehen gab, ich hätte bis in zwei Wochen zehn Texte zu kodieren, dann kam diese Information bei mir an. Ich verstand sie auch. In meinem Gehirn passierte daraufhin aber Folgendes:

»Ich könnte jetzt sofort damit anfangen und mir die nächsten fünf Tage jeweils zwei Artikel vornehmen. Das wäre sehr vernünftig, dann gerate ich nicht in Verzug, falls es doch länger dauert. Aber Moment mal, ich bin ja in einer Stunde verabredet. Na, dann hat es auch keinen Sinn, jetzt noch damit zu beginnen. Wenn ich morgen anfange, macht das ja keinen großen Unterschied.«

Am nächsten Tag sah es ähnlich aus:

»Irgendwas war noch. Ich habe die Hausarbeit fertig, und die Mails aus dem Abgeordnetenhaus sind auch alle beantwortet. Ach ja, ich wollte einen Käsekuchen backen! Oh, na sieh mal einer an, im Kühlschrank ist ja noch Pizza von gestern.«

Und nach der Pizza:

»Das war wirklich sehr lecker. Mal auf die Uhr gucken.

Ups! Schon so spät! Was wollte ich überhaupt in der Küche? Ist ja auch egal. Jetzt muss ich sowieso erst mal den total witzigen Link weiterleiten, den mir Helene gerade geschickt hat.«

Irgendwann am Abend fiel mir dann das Kodieren wieder ein, aber ich verwarf den Gedanken schnell. Es war ja schon so spät.

Nach zwei Wochen bekam ich eine Erinnerungs-Mail. Die Artikel wurden angemahnt. Also versuchte ich, die Arbeit von vierzehn Tagen in zwei Stunden zu erledigen, schlampte rum und schaffte es trotzdem nicht.

Wie bei vielen ADHSlern steht es auch mit meinem Vermögen, Dinge zu planen, Abläufe zu organisieren und Zeitvorgaben einzuhalten, nicht zum Besten. Angefangenes zu beenden, zählt ebenfalls nicht zu meinen Stärken. Ich bin oft phänomenal gut darin, etwas mit Elan zu beginnen, aber nach kurzer Zeit vergeht mir vollkommen die Lust an meiner Aufgabe.

Eigentlich gefällt mir die Idee, mich hinzusetzen und Gleichungen zu lösen. Ein ordentlicher Arbeitsplatz mit fein säuberlich aufgereihten Linealen, Bleistiften, Zirkeln und Textmarkern. Ein immens beruhigendes Bild. Was gäbe es Schöneres, als sich an einem kalten und dunklen Winterabend mit einer dampfenden Tasse Tee an diesen Tisch zu setzen und Lesezeichen in ein Lehrbuch zu legen?

Genau aus diesem Grund habe ich auch ein Semester Physik studiert. Aber auf Seite 24 des Einführungsbuchs verließ mich das Interesse. Stattdessen wollte ich plötzlich lernen, die perfekte Cupcake-Cremehaube hinzubekommen. Nach zwanzig versauten Cupcakes hatte ich auch darauf keine Lust mehr.

Es war wie damals, als mein Vater, ein begabter Musiker, versuchte, mir das Spielen eines Instruments beizubringen. Er führte mich an die Blockflöte, an eine blaue Gitarre, sein Klavier und an ein geliehenes Saxophon heran. Als ich nach einer Weile aber bekundete, nun Schlagzeug oder Geige lernen zu wollen, hieß es nur, das könne ich mir aus dem Kopf schlagen. Meine Eltern weigerten sich mit Recht, ein teures Instrument anzuschaffen, nur damit es nach maximal zwei Monaten für immer in der Ecke liegen würde.

Es war spannend, ein neues Instrument zu beginnen, und die Vorstellung, es irgendwann zu beherrschen, fand ich großartig.

Aber eine Woche lang jeden Tag »Love Me Tender« üben?

Nein. Wirklich nicht.

Einen Haushalt führen, Steuern bezahlen, den Müll runterbringen, den Studentenausweis an die Krankenkasse schicken: Dinge, über die neurotypische Menschen nur müde lächeln, bereiten ADHSlern große Schwierigkeiten. Leider sind all diese Tätigkeiten nicht aufregend. Aber verdammt wichtig.

Es ist ja nicht so, dass wir uns zu Höherem berufen fühlen. Wir sind einfach oft nicht in der Lage, uns um den Kleinkram des Alltags zu kümmern. Erstens vergessen wir ihn laufend, zweitens ist er hoffnungslos kompliziert.

Rechnungen sammeln sich an, man verliert welche, weil man sie nicht richtig wegräumt, dann ist die TAN-Liste schon wieder weg, und man muss erst die fünfzehnte neue Liste bei der Bank anfordern, traut sich das aber nicht, weil man Angst hat, langsam vollkommen verrückt zu wirken. Dann sitzt man doch da, gibt Daten in Überweisungsmasken ein und kann den Blick nicht vom immer weniger werdenden Geld wenden. Zieht einen Zettel unter einem Berg anderer hervor (oh, guck mal, TAN-Liste Nr. 7!), dreht ihn um und fängt an auszurechnen, wie viel Geld man im Monat eigentlich zum Leben hat. Aber halt, da ist ja noch diese Rechnung, die man an diese eine Firma schicken muss, weil sie einem noch Geld schuldet! Wie ging das noch gleich? Rechnungsnummer – ach Gottchen, bei welcher Nummer sind wir denn? Und mit oder ohne Mehrwertsteuer? Und wie ist das überhaupt nachher bei der Steuer? Was wollte ich gerade machen? Stimmt, Rechnungen bezahlen. Nun hat mich der Browser aus Sicherheitsgründen ausgeloggt. Schau mal, aus dem Poststapel lugt eine Karte von Oma! Die wollte ich auch noch anrufen. Da fällt mir ein: Ich muss ja noch eine Rundmail verschicken ...

Manchmal gibt es so viel zu tun, dass mich allein schon der Gedanke daran überfordert. Deswegen tue ich dann gar nichts. Höchstens etwas verlieren.

Ich verliere andauernd, und ich meine wirklich andauernd, extrem wichtige Dinge. Wie zum Beispiel meine Schlüssel, mein Handy und auch sonst alles, was man auf keinen Fall verlieren sollte. Einmal musste ich auf dem Weg zu einem Festival auf halber Strecke umkehren, weil ich die Eintrittskarte zu Hause vergessen hatte.

Kürzlich habe ich es geschafft, meinen Reisepass zu verlegen. Als ich ihn suchte, erinnerte ich mich nur noch daran, dass ich ihn nach meiner Rückkehr aus New York besonders gut wegpacken wollte. Die ganze Reise über hatte ich ihn in meiner großen Handtasche aus Kork mit mir herumgeschleppt und, wieder daheim, zwischen Kassenbons, einer leeren »Mezzo-Mix«-Flasche, diversen Aufladekabeln und leeren Zigarettenschachteln hervorgeangelt.

In so einem Chaos geht er mir bestimmt eines Tages verloren, dachte ich, ganz pflichtbewusst. Also verstaute ich ihn an einem sicheren Ort, an dem ihm nichts zustoßen würde.

Nun sollte ich wieder nach New York, der Flieger ging schon in zwei Wochen, und ich saß gerade in meiner rosaweiß gestreiften Lieblingsschlafanzughose auf dem großen grauen Ecksofa im Wohnzimmer, schaute mit meiner Mutter *The Newsroom* und spielte 2048, als ich mich, wie von der Tarantel gestochen, aufsetzte.

Meine Mutter kannte das längst und reagierte deshalb nicht. Auch nicht, als ich einige Tausendstelsekunden später so hastig versuchte aufzustehen, dass sich mein Fuß in der braunen Kuscheldecke verhedderte. Ich humpelte unbeirrt weiter, zog die Decke ein paar Meter hinter mir her und ließ mich im Nebenzimmer zwischen Schreibtisch und Bett auf den Boden plumpsen.

Natürlich fand ich den Reisepass nicht. »Wie lange bis neuer Reisepass ausgestellt Berlin«, tippte ich panisch in die Google-Suchmaske auf meinem Handy. Nur wenige Klicks später bestätigte sich mein Verdacht. Es dauerte definitiv länger als zwei Wochen. Ich versuchte, den Gedanken zu verdrängen, dass meine ganze Reise nun auf ziemlich wackligen Beinen stand.

In der folgenden Nacht schrie mein Gehirn. Es schrie nur ein Wort: COMPUTERSCHUTZTASCHE. Sofort sah ich meine orangefarbene Tasche vor mir, ins Monströse vergrößert, inklusive des merkwürdigen Flecks in der einen Ecke, der, hoffentlich, Kaffee ist. In rasender Geschwindigkeit schälte ich mich aus meinen diversen übergroßen Decken, zog zielsicher die Tasche aus einem Stapel unter meinem Schreibtisch hervor und öffnete sie. Mein Reisepass purzelte heraus.

Der Ort seines Verbleibs war nicht gelöscht worden. Die genauen Koordinaten waren nur verbuddelt gewesen. Sie waren im falschen Gedankengang abgebogen, und allein mein angsterfülltes Unbewusstes hatte sie wiederfinden können.

Methylphenidat

Dr. Teschke riet mir, Methylphenidat eine Chance zu geben. Weil so viele Bereiche meines Lebens durch mein ADHS beeinträchtigt seien, könne sich ein Versuch medikamentöser Therapie eventuell lohnen.

Mir war der Gedanke, Medikamente zu nehmen, nicht geheuer. Ich fürchtete, sie könnten mich verändern und meine Kreativität einschränken. Außerdem hatte ich nicht das Gefühl, sie zu brauchen. Als Dr. Teschke jedoch all meine Defizite auf einem Blatt auflistete, wurde mir das Ausmaß meiner Probleme bewusst, und ich beschloss, das Medikament wenigstens auszuprobieren.

Eine Woche später hetzte ich auf dem Weg zu einem Meeting zur Apotheke. Gerade noch rechtzeitig. Schon am nächsten Tag würde das Rezept aufgrund der Auflagen des Betäubungsmittelgesetzes verfallen. Noch ein Punkt auf der Liste, dachte ich, während ich dem netten Apotheker mit Halbglatze und kreisrunder Brille das Rezept zuschob. Wäre ich organisierter, käme ich jetzt nicht zu spät zu meinen Grafikerinnen.

Das sagenumwobene Methylphenidat, der Wirkstoff,

der in ADHS-Medikamenten wie Ritalin enthalten ist, leitet das Dopamin dahin weiter, wo es hingehört. Es stoppt die Reizüberflutung im Gehirn und sorgt für eine deutlich verbesserte Konzentration. Man wird produktiver, denkt ruhiger und linearer. Eine ähnliche Wirkung für die Dopamin-Regulierung besitzt übrigens Nikotin. Rauchen ist daher ein unter ADHSlern weitverbreitetes Mittel der Selbstmedikation. Die beruhigende, entspannende Wirkung von Zigaretten hilft ihnen dabei, mit halbwegs wachem Verstand durch die Welt zu gehen.

Auf Nicht-ADHSler wirkt Methylphenidat wie Speed. Unter Studenten erfreut es sich deshalb seit Jahren wachsender Beliebtheit, besonders in der Prüfungszeit. Sie benutzen es als Wachbleibehelfer.

Als ich im Büro meiner Grafikerinnen ankam, machte Katharina Tee. Johanna schenkte mir ein Glas Wasser ein. Ich nahm die erste Tablette und hibbelte, wie immer, auf dem grauen Sitzball hin und her. Meine Augen huschten vom Regal voller Grafikerinnen-Fachliteratur zur Pflanze auf dem Holztisch, auf meine Finger und wieder zurück. Es ging darum, die erste Ausgabe des Magazins, das ich herausgab, zu analysieren und für die zweite einen groben Seitenplan zu erstellen. Johanna und Katharina schrieben fleißig mit, fertigten Listen an und waren konzentriert bei der Sache. Ich dagegen rutschte auf dem Ball herum, und meine Gedanken rutschten mit, wie die Kugel auf diesen alten, wackligen Labyrinth-Spielplatten. Ungefähr eine halbe Stunde nach Einnahme der Tablette hielt ich plötzlich inne. Katharina und Johanna sahen auf.

»Was ist los, Denise? Deine Pupillen sind total riesig.«

Ich hörte die beiden, klar und deutlich. Und zwar nur die beiden. Ich starrte mit offenem Mund auf die Wand vor mir. Mein Blick blieb regelrecht kleben. Wohin ich auch sah, hoben sich die feinen Konturen der weißen Farbe voneinander ab. Meine Gedanken kamen mir vor wie auf Schienen geleitet. Sie folgten immer schneller aufeinander, aber sie überschlugen sich nie. Ich behielt alles, mir fielen sogar Dinge ein, die ich den beiden Mädels schon lange hatte sagen wollen, aber immer wieder vergessen hatte. Es war ein bisschen gruselig.

Wieder zu Hause, setzte ich mich an den Schreibtisch und arbeitete stundenlang. Ohne Pause, ohne Ablenkung. Aber das bemerkte ich überhaupt nicht. Ich schrieb über zweihundert Mails, verfasste einen Artikel, zahlte sämtliche offenen Rechnungen, führte viele Telefonate und war gerade dabei, meine Festplatte aufzuräumen, als meine Mutter mich zum Essen rief.

Seit knapp einem Jahr wohnte ich bei ihr, seit meine letzte Beziehung in die Brüche gegangen war. Ich war aus der Wohnung, die ich mit meinem Exfreund geteilt hatte, ausgezogen, ohne die finanziellen Mittel und auch ohne die Kraft, gleich wieder allein leben zu können. Meine Mutter hatte mich und die beiden Kater aufgenommen. So, wie sie es schon mein ganzes Leben lang getan hatte: mit offenen Armen.

Anstatt wie sonst immer, wenn ich zum Essen gerufen wurde, sitzen zu bleiben und »Ich komm gleich!« zu plärren, stand ich wortlos auf und half wortlos mit, den Tisch zu decken. Erst als wir uns hingesetzt hatten, fing ich an zu sprechen. Ich sprach so viel, dass ich gar nicht mehr weiß, wie ich dabei noch essen konnte.

»Spreche ich schneller? Ich habe das Gefühl, ich spreche so schnell.«

Meine Finger und Beine kribbelten. Als ich sie betrachtete, fiel mir auf, dass sie das erste Mal seit Jahren nicht zappelten. Meine Mutter sah mich irritiert an.

»Nein. Du sprichst viel ruhiger als sonst.«

Ich war schockiert.

»Das ist ruhiger? Oh Gott, wie nervig bin ich denn sonst bitte?«

Es war ein wundersamer Tag. Einer, der mir vorkam wie gar nicht erlebt. Er verging innerhalb eines Augenzwinkerns. Während ich mich unglaublich rastlos und getrieben fühlte, nahm mich meine Außenwelt als ruhig und bedächtig wahr.

Nach einigen Stunden hörten die achtzehn Milligramm auf zu wirken. Ich empfand den Rebound wie einen Sturz ins Bodenlose. Als Antwort auf mein verzweifeltes Posting berichtete mir ein befreundeter ADHSler via Twitter von ganz ähnlichen Erfahrungen und bewahrte mich so davor, den Rest meines Verstands zu verlieren.

Ich nahm die Medikamente eine Woche lang. Wenigstens versuchte ich es, denn es ist gar nicht so leicht, sich an die regelmäßige Einnahme einer Tablette zu erinnern, die einen davor bewahren soll, immer alles zu vergessen.

Einzig die Nebenwirkungen bereiteten mir Sorgen. Einer von zehn Patienten hatte Stimmungsschwankungen – eigentlich eine Begleiterscheinung von ADHS, die man mit Methylphenidat gerade loswerden wollte. Einer von hundert Patienten bekam Halluzinationen (»als Zeichen einer Psychose«, stand im Beipackzettel, was mich nicht unbedingt beruhigte), Ausschlag, Juckreiz, Schwellungen und Atembeschwerden. Da hatte ich eigentlich schon keine Lust mehr weiterzulesen, tat es aber natürlich dennoch. Es wurde nicht besser. Einer von einhundert Patienten zeigte durch das Einnehmen des Präparats Symptome des Tourette-Syndroms oder hegte gar Suizidabsichten.

Das passte ganz gut zu einer Situation einige Tage nach Beginn der Therapie.

Ich sollte bei einer Veranstaltung in Wien über Inklusion sprechen. Mein Taxi zum Vortragsort hing im Verkehr fest. Vom Stop-and-go wurde mir schlecht, außerdem bekam ich langsam Panik. In wenigen Minuten würde ich an einem mir fremden Ort vor mir fremden Menschen eine Rede halten müssen, die ich mir natürlich nicht aufgeschrieben hatte. Ich wusste nicht, wie viele Menschen kommen würden, wie der Raum aussah, was mich erwartete.

Und auf einmal, ganz leise, schlich sich der Gedanke in meinen Kopf, dass es doch auch okay wäre, würde ich jetzt aus dem fahrenden Auto springen und mich überfahren lassen. Dann wäre wenigstens dieses anstrengende Leben vorbei, dann wäre mir nicht mehr schlecht, ich würde nicht mehr schwitzen und müsste nie wieder vor Fremden eine Rede halten.

Als ich gerade ernsthaft in Erwägung zog, meinen Gurt zu lösen, hielt der Fahrer vor einem Schulgebäude. »Einunddreißig Euro und fünfzig Cent«, sagte er und lächelte mich an. »Ja!«, sagte ich, aus meinen Gedanken aufgeschreckt, bezahlte und stieg aus.

Meine Reaktion auf Methylphenidat lässt sich sicher nicht verallgemeinern. Nach einer Weile spürte ich kaum noch etwas von der schier endlosen Energie des ersten Tages und versank stattdessen in einen Sumpf aus sehr, ja, wirklich sehr verstörenden Gedanken, was mich dazu brachte, das Medikament wieder abzusetzen.

Andererseits kenne ich eine ganze Menge ADHSler, bei denen es bestens wirkt. Letztlich ist es eine Entscheidung, die jeder für sich selbst treffen muss und deren Ausgang sicher viel mit der jeweiligen Lebenssituation und den vorhandenen Anforderungen, denen man genügen muss, zu tun hat. Ich habe genug Freiraum und erfahre genug Hilfe, um mir ein Leben ohne Methylphenidat erlauben zu können. Und dafür bin ich extrem dankbar.

April, April

Ich denke oft über das Denken nach. Auch wenn man davon einen Knoten im Gehirn bekommt. Lange Zeit dachte ich, alle Menschen würden so denken wie ich. Ich denke nicht in Sprache, ich denke in Bildern und baue mir dann die Sätze zusammen. Wenn jemand das Wort »Schuhe« sagt, dann sehe ich einen Schuh vor mir, aber meistens sogar nicht nur einen, sondern ganz viele Schuhe. Sie flitzen an mir vorbei wie in einem Daumenkino.

Selbst wenn ich an einen Satz denke, erscheint vor mir das Bild dieses Satzes. Ich sehe ihn geschrieben. Und das gilt für jeden einzelnen Satz, den ich sage. Alle sind Bilder. Weiße Schrift auf schwarzem Grund.

Wohl jeder denkt einen Satz einen winzigen Augenblick, bevor er ihn sagt. Bei den meisten geschieht das unbewusst, aber ich bemerke es. Ich höre die Sätze, bevor ich sie ausspreche. Ich lese mir die Satz-Bilder in meinem Kopf selber vor. Dabei kann es passieren, dass ich mich an irgendeinem dieser bewusst gedachten Sätze aufhänge, weil etwas an ihm komisch klingt, ein Wort oder auch nur eine Betonung. Ich gerate in einen Loop und denke diesen einen Satz dann immer wieder.

Das passiert mir nie in einem Gespräch, denn da zieht mich mein Gegenüber aus meiner Endlosschleife. Es passiert nur, wenn ich allein bin. Dann kann ein Satz aus der Spur springen, in einen Kreis mit dem immer selben Hickup geraten und dabei in meinem Kopf auch noch immer lauter werden. Bis alles schreit.

Ich kann also nur konkret denken, überhaupt nicht abstrakt, was bei einem abstrakten und doch so bildhaften Medium wie der Sprache zu seltsamen Erlebnissen führt.

Den meisten Menschen ist womöglich gar nicht bewusst, wie viele Metaphern Sprache enthält. Leute sind »gespannt wie ein Flitzebogen«, machen jemanden »so klein mit Hut« oder bezeichnen sich als »Leseratte«. Ich lese leidenschaftlich gern, aber der Begriff »Leseratte« ist mir zutiefst zuwider. Dabei mag ich Ratten eigentlich sogar. Aber lesende Ratten, das verwirrt mich. Schlimmer sind nur Worte wie »Kotflügel«. Oder »Pferdeschwanz«. Oder »Seezunge«. Wer denkt sich so etwas aus? Und wer will so etwas essen?

Früher ging ich davon aus, dass Metaphern bei jedem Menschen für derartiges Kopfkino sorgen. Dass jeder sich seltsame Wesen mit Scheinwerfern statt Pupillen vorstellen muss, wenn er das Wort »Augenlicht« liest. Oder ein kaputtes Fabriktor, wenn jemand von einem »losen Mundwerk« spricht.

Anderen Leuten seine Aversionen gegen bestimmte Wörter zu erklären, fällt gar nicht so leicht. So finde ich zum Beispiel »eklig« irgendwie eklig. Es klingt fast so wie »klebrig«. Höre ich eines der beiden Wörter, sehe ich automatisch alten, mit Fliegen gespickten Sirup vor mir.

Wer sich alles bildlich vorstellt, sieht viel Elend. »Jemanden mit seinem Blick zu durchbohren« gehört noch zu den freundlicheren Redewendungen, die unsere Sprache so zu bieten hat. Hals- und Beinbruch. Blutbad. Auge um Auge, Zahn um Zahn. Gebrochene Herzen. Gespaltene Zunge. Zungenbrecher. Menschen, die sich so leidenschaftlich lieben, dass sie miteinander verschmelzen.

In meinem Kopf laufen dabei ohne Unterlass merkwürdige Filme ab. Aber das stört mich nicht. Ich schätze die deutsche Sprache für ihre Bildhaftigkeit und bin der festen Überzeugung, dass meine Art zu denken und Sprache zu verarbeiten der Grund für meine Liebe zu Lyrik und Prosa ist.

Oxymora, insbesondere in Form von Contradictio in adiecto, stellen mich vor besondere Herausforderungen. Was soll ein »alter Knabe« sein? Oder »Flüssiggas«? Oder eine »virtuelle Realität«? Beim Gedicht »Dunkel war's, der Mond schien helle« wird mir ganz anders, weil ich mir so schnell so viele verschiedene, sich gänzlich widersprechende Dinge vorstellen muss.

Manchmal, insbesondere in Momenten, in denen ich geistig nicht ganz auf der Höhe bin, fällt es mir schwer, selbst einfachste Redewendungen zu verstehen. Auf die Frage, ob ich einen Kater hätte, antwortete ich in der Vergangenheit am Morgen nach einer feuchtfröhlichen Nacht häufig wie selbstverständlich mit »Ja!«. Ich dachte dabei nicht an meine Kopfschmerzen, sondern an Elvis

Presley und Michael Jackson, die mir um die Beine strichen.

Ich erkenne auch keinen Sarkasmus oder nur sehr ausgeprägten. Ironie stehe ich ratlos ggenüber, Lügen sowieso. Nicht zuletzt deshalb graute mir schon während meiner Schulzeit jedes Jahr aufs Neue vor dem 1. April.

Als ich in der 7. Klasse war, rief eine Freundin bei mir an und erzählte mir, bitterlich weinend, vom Tod ihrer Katze. Es war herzzerreißend. Verzweifelt lief ich in meinem Kinderzimmer auf und ab, den Hörer fest ans Ohr gedrückt, und versuchte, meine Freundin zu beruhigen.

»Wie alt war deine Katze denn?«

»Fünfzehn.«

»Das ist ein gutes Alter für eine Katze, oder? Und sie ist jetzt im, na ja, Katzenhimmel. Hatte sie Schmerzen?«

»Weiß ich nicht.«

»Bestimmt hatte sie keine. Und wenn sie so krank war, dann ist es vielleicht besser so, weißt du, weil sie ja jetzt ganz sicher keine Schmerzen mehr hat.«

Ich suchte immer neue als Trost gedachte Worte, stellte viele Fragen und bemerkte nicht, dass meine Freundin sich ihre Antworten ebenso aus den Fingern sog wie ich meine Beschwichtigungen. Nach einer halben Stunde aufwühlenden Schluchzens legten wir auf. Meine Freundin tat mir unfassbar leid. Sie hatte so niedergeschlagen geklungen. Zudem fühlte ich mich schlecht, weil ich das Gefühl hatte, ihr nicht richtig geholfen zu haben.

Zehn Minuten lang saß ich an meinem großen Fenster und schaute ins Leere, als das Telefon wieder klingelte. Ich nahm ab. Jemand schrie.

»APRIL, APRIL!«

Es dauerte eine ganze Weile, bis ich begriff, dass ich meine eben noch so traurige Freundin am Hörer hatte. Es dauerte noch länger, bis ich kapierte, dass ihre Katze gar nicht tot war.

»Das war ein Aprilscherz!«

»Ich dachte, du bist so traurig, wieso machst du denn Scherze?«

»Nein, das war der Scherz.«

»Der Scherz war, dass es ein Scherz ist? Ich dachte, der Scherz war, dass du mir ins Ohr geschrien hast.«

»Denise, echt ey. Der Scherz war, dass meine Katze tot ist.«

Meine Freundin kicherte.

Ich kicherte nicht. Ich verstehe den Witz bis heute nicht.

Genauso, wie ich es nicht verstehe, wenn Menschen behaupten, sie seien schwanger oder frisch verheiratet. Dann freut man sich für sie, bis einem plötzlich offenbart wird, dass man angelogen wurde.

Der 1. April ist der Mario Barth unter den Tagen. »Ich bin gar nicht tot / krank / verheiratet / schwanger / dein Vater! Das war 'n Witz! Ein Wiii-hiiitz! Verstehste? Verstehste??? Hehehe!«

Versteh ich nicht. Wirklich nicht.

Und noch viel unerklärlicher erscheint mir, dass es tatsächlich Menschen gibt, die es witzig finden, auf diese Weise verarscht zu werden. Da haste mich aber gekriegt, hahaha!

Es lässt mich auch vermuten, dass der Mangel an Empathie, den wir Autisten angeblich haben, der uns so gern vorgeworfen wird, von dem vor allem die Medien neuerdings ganz besessen sind, eigentlich gar nicht unser Problem ist.

Sondern das Problem des großen Rests der Welt.

Autismus als Metapher

Geschieht irgendwo ein Attentat, wird keine vierundzwanzig Stunden später in den Medien gemunkelt, beim Täter könne es sich um einen Asperger-Autisten gehandelt haben. Man kann die Uhr danach stellen.

Viele Journalisten setzen Autismus mittlerweile aber nicht nur gleich mit Gewaltbereitschaft und Unberechenbarkeit. Autismus dient auch als generelle Metapher für Einsamkeit, Isolation, Behinderung. Für Leiden, Gefühlskälte, Beziehungsunfähigkeit. Man hat die Phrasen schon so oft gelesen, dass man manchmal gar nicht mehr über sie nachdenkt.

Aber Autismus ist keine Metapher. Wir sollten die sprachliche Besetzung von Autismus nicht anderen überlassen.

Für mein Magazin habe ich eine ganze Sammlung von diesen Metaphern angelegt. Fundstücke aus bekannten Tages- und Wochenzeitschriften. Eine Presseschau des Grauens.

Wie wenn in Zusammenhang mit großstädtischen Singles von »Kommunikationsautisten« gesprochen wird.

Wenn Häuser als »eine Ansammlung von architektonischen Autisten« bezeichnet werden. Wenn das digitale Kino die Diagnose eines »Autismus der Pixelwelten« erhält. Wenn ein patriotischer Europäer als »Autist im Swingerclub« gilt. Wenn zufrieden konstatiert wird, dass der Zustrom von Flüchtlingen und Migranten Deutschland »nicht zwangsläufig zu einer Nation von sozialen Autisten« mache. Wenn Landespolitiker zu hören bekommen, »autistisch am Bürger vorbei« zu agieren. Wenn der Femen-Aktivistin Inna Schewtschenko vorgeworfen wird, »autistisch und inhuman« zu sprechen. Und wenn die Schriftstellerin Helene Hegemann in der *FAZ* schreibt: »Bei dieser neuen glorifizierten Form von Autismus handelt es sich nicht um unberechenbare Asperger-Kids, die schon im Vorschulalter masturbierend am Kronleuchter hängen. Es geht um zurückhaltende Außenseiter, die nicht lügen können und ihre Fähigkeiten wegen irgendeines irrationalen Pflichtbewusstseins in den Dienst der Allgemeinheit stellen.«

Autisten sind also gefühllose Arschlöcher, Selbstversorger, die nichts und niemanden brauchen, Rechtspopulisten, unbeliebte Politiker, sind inhuman und masturbieren schon als kleine Kinder semiöffentlich.

Wahrscheinlich kann man einem Nicht-Autisten nicht wirklich näherbringen, wie sich dieses öffentliche Bild von Autismus anfühlt und welche Auswirkungen es hat. Es bringt Verachtung zum Ausdruck, flößt Schuld ein und diskriminiert.

Ich werde regelmäßig mit der ganzen Vorurteilspalette konfrontiert. Ich werde gefragt, ob ich Karten zählen oder Computer hacken kann, ob ich jemandes Steuererklärung machen möchte, ob ich mich überhaupt berühren lasse. »Das ist jetzt vielleicht eine blöde Frage, aber hast du dann überhaupt Sex?«, ist in der Tat eine der Fragen, die mir am häufigsten gestellt werden. Und das macht mir nichts aus. Ich weiß, wo diese falschen Vorstellungen herkommen. Eben aus den Medien. Und ich mache auch niemandem Vorwürfe, denn ich wusste vor meiner Diagnose ja genauso wenig.

Daher erzähle ich jedem, dass ich Autistin bin. Wenn die Leute dann sehen, dass es sich bei mir um einen »normalen« Menschen handelt, führt das vielleicht dazu, dass Vorurteile abgebaut werden. Vorurteile entstehen immer aus Nichtwissen.

Uns allen wäre geholfen, wenn wir uns statt um Political Correctness mehr um Emotional Correctness bemühten. Politisch korrekt zu sein ist einfach. Es kostet kaum Mühe und gibt einem ein gutes Gefühl der Überlegenheit. Man muss nur auf dem Laufenden darüber sein, welche Begriffe gerade gehen und welche nicht. Man kann das googeln. Moderner Ablasshandel. Man spendet ein wenig Zeit und vielleicht sogar ein paar Facebook-Likes dafür, herauszufinden, wie »die anderen« gerade genannt werden wollen. Wenigstens das kann man ihnen ja geben, denen aus dem Randfigurenkabinett, sie haben ja sonst nichts, können nichts und sowieso ist ihre Existenz ein einziges Trauerspiel.

Autism Speaks, die größte und gleichzeitig vermutlich schäbigste Autismus-Organisation der Welt, veröffentlichte 2009 ein Video, das an Grausamkeit wohl kaum zu überbieten ist. Private Aufnahmen von Familien mit autistischen Kindern werden mit Weltuntergangsmusik (inklusive Windsound und schreiender Kinder) unterlegt. Dann beginnt eine mit Hall unterlegte Stimme aus dem Off zu erzählen:

»Ich bin Autismus. Ich bin sichtbar in deinen Kindern, aber wenn ich es schaffe, dann bin ich für dich unsichtbar, bis es zu spät ist. Ich weiß, wo du wohnst. Und weißt du was? Ich lebe dort auch. Ich schwebe überall um dich herum. Ich kenne keine Religion, keine Moral, keine Währung. Ich spreche deine Sprache fließend. Ich arbeite sehr schnell. Ich arbeite schneller als Aids, Krebs und Diabetes zusammen. Falls du glücklich verheiratet bist, sorge ich dafür, dass deine Ehe zerbricht. Dein Geld wird mir in die Hände fallen, und ich werde dich zu meinem eigenen Vorteil ruinieren. Ich schlafe nicht, also sorge ich dafür, dass du es auch nicht tust. Ich werde es für deine Familie unmöglich machen, einen Tempel, eine Geburtstagsparty oder einen Park ohne Kampf, ohne Peinlichkeit, ohne Schmerz zu besuchen. Du kannst mich nicht heilen. Ich bin Autismus. Ich interessiere mich nicht für richtig oder falsch. Ich labe mich an deiner Einsamkeit. Ich werde kämpfen, um dir deine Hoffnung zu nehmen. Ich werde dir deine Kinder und deine Träume rauben. Ich werde dafür sorgen, dass du jeden Morgen nach dem Aufstehen weinst und dich fragst, wer sich um dein Kind kümmert, wenn du stirbst. Und die Wahrheit ist, ich gewinne, und du hast Angst. Und das solltest du auch. Ich bin Autismus. Du hast mich ignoriert. Das war ein Fehler.«

In diesem Video klingt es, als wäre mein Autismus kein Teil von mir, als wäre er ein fieser kleiner Mann, der in meinem Kopf wohnt wie ein Parasit und der das Leben aller ruiniert, die ihm begegnen. Deswegen wird im weiteren Verlauf des Videos zum Kampf geblasen, zu einem Kampf, der menschenverachtend ist und der nur verloren werden kann, weil es für Autismus keine Heilung gibt.

Statt Gruselfilmstimme und Horrormusik hört man dann Gitarrenklänge, statt einsamer, trauriger Kinder sieht man Familien.

»Zum Autismus sage ich: Ich bin Vater, Mutter, Opa, Oma, Bruder, Schwester. Wir werden jeden wachen Moment damit verbringen, dich zu schwächen. Wir brauchen keinen Schlaf, weil wir uns nicht ausruhen, bis du es tust. Wir und die Liebe und Stärke unserer Gemeinschaft lassen uns nicht von dir einschüchtern. Autismus, du vergisst, wer wir sind. Du vergisst, mit wem du dich anlegst. Du vergisst den Mut von Müttern und Schwestern, Vätern und Söhnen. Wir sind Katar. Wir sind Großbritannien. Wir sind die Vereinigten Staaten. Wir sind China. Wir sind Argentinien. Wir sind Russland. Wir sind die Europäische Union. Wir sind die Vereinten Nationen. Wir kommen in allen Klimazonen zusammen. Wir rufen alle Gläubigen. Wir sprechen die einzige Sprache, die zählt: Liebe für unsere Kinder. Unsere Fähigkeit zu lieben ist größer als deine Fähigkeit zu überwältigen. Autismus, du bist naiv. Du bist allein. Wir sind eine Gemeinschaft von Kriegern. Wir haben eine Stimme. Du denkst, dass wir unsere Kinder nicht hören, nur weil sie nicht sprechen können? Das ist deine Schwäche, Autismus. Du denkst, dass ich Angst habe, die Mauer, hinter der mein Kind lebt, mit bloßen Händen einzureißen? Du wurdest dieser Gemeinschaft von Eltern und Großeltern, Geschwistern und Freunden und Lehrern und Therapeuten, Ärzten und Wissenschaftlern nicht richtig vorgestellt. Autismus, du solltest besser Angst haben. Als du kamst, um mein Kind zu holen, vergaßt du, dass du auch zu mir kamst. Autismus, hörst du mir zu?«

Ähm. Nein.

Nein, Autismus hört euch nicht zu, weil Autismus keine Ohren hat.

Wisst ihr, wer Ohren hat?

Autisten.

Die hören solche Videos und fühlen sich schlecht, weil sie ihren Autismus nicht als Furunkel wahrnehmen, sondern als Teil ihrer Person. Und Eltern hören das und denken erleichtert, dass ihr Kind nicht Autist ist, sondern Autismus hat, so wie man einen Schnupfen oder Krebs oder einen schlechten Tag hat, und dann geht das doch vorüber. Ihr Kind wacht aber nicht eines Tages geheilt auf, und es stirbt auch nicht an Autismus. Es bleibt einfach so, wie es ist.

Das ist ein brandgefährliches Narrativ. Wer immer auf das Leid und die Pein anderer Menschen hinweist, sagt damit, dass ihr Leben weniger lebenswert sei als das eigene, neurotypische, »gesunde«.

Und um das zu ändern, sieht sich so mancher dazu veranlasst, alle Skepsis fahrenzulassen und auf dubioseste Quacksalber und Scharlatane reinzufallen. »Heilungsmöglichkeiten« für Autismus schießen wie Pilze aus dem Boden.

Erwachsene Autisten können meinetwegen tun und lassen, was sie wollen. Wenn ihnen eine Umstellung ihrer Ernährung hilft, sie gern Brokkoli-Pillen essen oder sich Stuhl in Magen oder Darm verpflanzen lassen wollen, werde ich sie nicht aufhalten. Auch wenn ein mündiger, volljähriger Mensch die bewusste Entscheidung trifft, das »Wundermittel« Chlorbleiche, weniger bedrohlich MMS (Miracle Mineral Supplement) genannt, zu trinken, steht ihm das zu.

Aber die Hersteller und Verkäufer dieses Gemischs spielen auch mit der Verzweiflung von Eltern, die Autismus nicht verstehen, Angst haben oder mit ihrer Situation (möglicherweise vollkommen zu Recht) überfordert sind. Statt diese armen Seelen aufzuklären und ihnen Ratschläge und direkte Hilfe anzubieten, redet man ihnen giftige Chemie als Allheilmittel ein – verabreicht als Einlauf, da die misshandelten Kinder nach der oralen Einnahme erfahrungsgemäß brechen müssen.

Und wenn auch das nichts hilft? Fünfzig Morde an autistischen Kindern sind für die Jahre 2009 bis 2014 belegt, aller Wahrscheinlichkeit nach liegt die Dunkelziffer höher. Bezeichnend ist die mediale Berichterstattung über diese Morde. Eltern, die ihre Kinder umbringen, findet die Gesellschaft im Normalfall eher blöd. Eltern, die ihre autistischen Kinder umbringen, sind auch nicht toll, aber wenigstens kann man gemeinhin verstehen, warum sie das tun. Die Bedauernswerten mussten immerhin die letzten Jahre mit einem autistischen Kind zusammenleben und sich Sorgen darüber machen, was wohl passiert, wenn sie sich nicht mehr um ihr Kind kümmern können.

Solche Denkmuster entstehen, wenn Menschen annehmen, dass unser Leben Menschenquälerei ist, für uns und für alle um uns herum.

Ihr könnt doch so gut mit Zahlen

Um die Mythen, die um die Begriffe Autismus und ADHS kreisen wie die Aasgeier, aus den Köpfen der Leute zu verbannen, genügen wütende Briefe an Redaktionen oder Social-Media-Kampagnen nicht. Wir müssen selbst Stellung beziehen und gegen die öffentlich kursierenden Bilder von uns andere setzen. Vielleicht weniger spektakuläre, dafür aber umso wahrhaftigere.

»Nothing About Us Without Us«, lautet das Motto der amerikanischen Organisation Autistic Self-Advocacy Network. Medien können nicht daran gehindert werden, autistische Menschen aus dem Diskurs über Autismus immer wieder auszuschließen. Aber man kann sie ergänzen. Durch ein neues Medium, in dem genau das nicht passiert. Nichts über uns ohne uns.

Im Dezember 2013 stand ich morgens unter der Dusche. Meine Gedanken eilten voraus zur Fahrt mit der U-Bahn, die mich gleich nach Potsdam an die Uni befördern würde. Ich hatte mir angewöhnt, vor solchen Fahrten im Kiosk unten im Haus eine Zeitung oder, in den meisten Fällen, ein Magazin zu kaufen. Das war nicht nur meinem Drang geschuldet, mich in öffentlichen Verkehrsmitteln unentwegt mit etwas zu beschäftigen, um die Menschen um mich herum und die Geräusche, die sie machen, ausblenden zu können. Es lag auch an meiner Liebe zu allem Gedruckten.

Unter der Dusche dachte ich angestrengt darüber nach, welche aktuelle Publikation ich noch nicht gelesen hatte. Ich interessiere mich für so gut wie alles und lese dementsprechend querbeet. Es gibt nichts, was mich mehr beruhigt als eine Tasse Kaffee und ein Stück totes Holz, gefüllt mit lebendigen Wörtern.

Eigentlich wollte ich gerne etwas über Asperger lesen. Die einschlägigen Bücher in meinem Regal hatte ich alle durch, außerdem war mir mehr nach kürzeren, knackigeren Texten. Nicht zu medizinisch, nicht zu autobiografisch, eben journalistisch. Als ich aus der Dusche stakste, googelte ich, noch dampfend, Zeitschriften zum Thema Asperger und fand – so gut wie nichts. Irgendeine Vereinszeitschrift gab es und auch einige amerikanische Magazine, die wohl von Eltern für Eltern gemacht wurden. Das interessierte mich nicht. Natürlich war der Blickwinkel von Ärzten und Eltern wichtig und relevant, aber ich wollte nun einmal gerade etwas anderes. Und das, was ich wollte, gab es nicht.

Das war die Geburtsstunde von *N#MMER*.

Ich besaß zwar kein Kapital und hatte noch nie ein Magazin geleitet, aber von Journalismus verstand ich etwas. Es musste möglich sein, so ein Magazin, wie es mir vorschwebte und wie es auf der ganzen Welt wohl keines gab, auf den Markt zu bringen. Und wenn man es gut machte, richtig gut und hip und schick, dann würden es die Menschen auch lesen. Nicht nur Autisten, sondern auch Angehörige und jene, die von Autismus überhaupt keine Ahnung hatten. Auf diese Weise konnte man, da war ich mir sicher und bin es bis heute, etwas bewegen.

Ich bat einen guten, in Firmengründungen erfahrenen, dazu unmenschlich belesenen und gut vernetzten Freund um ein Gespräch. Am 7. Dezember saßen wir beim Sushi, und ich erklärte genau, was ich da vorhatte. Oder wenigstens das, von dem ich ungefähr wusste, dass ich es vorhatte. »Fabelhafte Idee!«, sagte der Freund zwischen zwei Schlucken Sake, »ich kenne auch genau den richtigen ersten Gesprächspartner für dich.«

Vier Wochen später irrte ich in einem Berliner Hinterhof umher und suchte den Eingang zu den Redaktionsräumen des *DUMMY*-Magazins. Meine High Heels blieben im Kopfsteinpflaster hängen, und es nieselte uncharmant in meinen Kragen. Endlich am Ziel, begegnete ich dann zum ersten Mal in meinem Leben einem leibhaftigen Chefredakteur. Auch ihm erzählte ich von meiner ganz großen und ganz persönlichen Idee.

Zehn, nein, fünf Jahre zuvor wäre es mir nicht einmal möglich gewesen, vor einem Barista zu stehen und mit fester Stimme einen Kaffee zu bestellen, ohne vorher abseits der Schlange genau darüber nachzudenken, was ich sagen würde.

Auch jetzt druckste ich noch herum, fing mich, geriet erneut ins Stottern. Dabei stellte ich mir immer wieder vor, wie die Unterhaltung wohl laufen würde, wäre ich in der Lage, eine Unterhaltung zu führen. Anders. Definitiv anders. Meine Idee war aber anscheinend so gut, dass mein bedauernswerter Gesprächspartner Oliver Gehrs nicht damit aufhörte, mich zu ermutigen.

»Wie willst du das Magazin denn nennen?«

»Hm.«

Eloquenz war mir leider nicht in die Wiege gelegt worden. Vielmehr war sie mir in der Wiege entrissen und mit einem Baseballschläger in weite, weite Ferne gedroschen worden. Ich musste weit laufen und viel sprechen, um sie wiederzufinden, und übe noch immer, sie einzusetzen.

»Habt ihr schon einen Namen?«

»Nein.«

Es war mir total peinlich. Oliver Gehrs hielt mich jetzt bestimmt für einen Vollidioten. Wer will denn ein Magazin auf den Markt bringen und weiß nicht, wie es heißen soll? Sag irgendwas, knurrte mein Gehirn, einfach irgendwas. Ich versuchte zu lächeln.

»Wir hatten ganz schlimme Ideen. So Sachen wie *Wahrnehmungsseiten*.«

Aber das klingt halt nach dem Menopausen-Extra in der *Apotheken-Umschau*, wollte ich noch hinzufügen, traute mich aber nicht.

»Das geht gar nicht.«

Ich spürte, dass sich sämtliches Blut meines Körpers in meinem Gesicht versammelt hatte, um Zeuge dieses Moments zu werden. Des Moments, in dem ich vor Scham einfach sterben würde.

»Wie wär's denn mit *Nummer*? Ihr könnt doch so gut mit Zahlen.«

Sofort fiel ich in meinen bewährten Aufklärungsmodus. Nein, ich kann gar nicht Karten zählen, nein, in Mathe war ich schon immer schlecht. Aber die Idee gefiel mir mit jedem Satz, den ich gegen sie vorbrachte, besser. Und das »U« in »Nummer«, fiel mir später ein, könnte man durch ein »#« ersetzen. Nummernzeichen und Hashtag. Ein nicht gleich durchschaubarer, dazu noch ironischer Titel für ein Magazin, dessen Zielgruppe zu einem großen Teil aus Autisten bestehen sollte, die sich, wie ja alle wussten, praktisch ausschließlich für Zahlen interessierten und im Internet wohnten. What could possibly go wrong?

Von meinem Treffen mit Oliver Gehrs brachte ich sämtliche Ausgaben des *DUMMY*-Magazins in Jutebeuteln mit nach Hause. Dort verteilte ich sie großflächig auf dem Fußboden. Endlich kam mir zugute, dass ich Printmagazine hortete, als ginge es um mein Leben. Zeitschriften, die ich von diversen Reisen mitgebracht hatte, mussten ihren angestammten Platz neben meinem Bett räumen und fanden sich ebenfalls auf dem Boden wieder.

Mit einem Glas Baileys mit Milch und einer Dose gesalzener Erdnüsse machte ich mich daran, ein Magazin nach dem anderen durchzublättern und die Seiten mit bunten Zettelchen zu bekleben. Große weiße Papierstapel füllten sich in rasender Geschwindigkeit mit Worten und Ideen, Skizzen und Listen. Was störte mich, was gefiel mir? Nicht zu viele Fotos, keine seitenlange Werbung, klare Linien. Gern knallige Farben, aber nicht zu viele und nicht zu verzerrt. Große, fette Buchstaben, linealscharfe Schnitte. Texte, die atmen konnten.

Ich besaß ein sehr genaues Bild von dem, was ich wollte. Natürlich würde ich es selbst nicht umsetzen können. Niemand wollte ein Heft lesen, dessen Layout mit Word ClipArt und Kartoffelstempeln zusammengestoppelt worden war. Ganz abgesehen davon, dass die Qualität meiner Kartoffelstempel schon immer äußerst zu wünschen übrig gelassen hatte.

Johanna und Katharina, meine Grafikerinnen, hat mir der Himmel geschickt. Da bin ich mir ganz sicher. Ich wurde auf ihre Webseite aufmerksam, weil sie meinen damaligen Freund für ihr Abschlussprojekt an der Uni interviewt hatten.

Zu meiner schier endlosen Überraschung zeigten sich die beiden an einer Mitarbeit interessiert, obwohl ihnen von Anfang an klar war, dass dabei nicht viel mehr als ein Hungerlohn für sie herausspringen würde. Zu meiner noch endloseren Überraschung zeigten sie sich noch immer interessiert, nachdem wir uns in einer Berliner Kneipe das erste Mal begegnet waren.

Wir trafen uns in der Bornholmer Hütte, einem Etablissement, das man beim besten Willen nicht als Bar bezeichnen kann. Einer meiner Lieblingsorte in Berlin. Dicke Rauchschwaden ziehen über einen Billardtisch hinweg, an geschmacklich fragwürdigen Deckenbeleuchtungen vorbei. Die gigantische Lampe in Schiffsform wirkt, als segle sie durch Nebel. In einer der holzvertäfelten Wände hängt eine Tür, über der ein »Kegelbahn«-

Schild prangt. Das Bier kostet unter zwei Euro. Nur der große Flachbildschirm, auf dem Fußball übertragen wird, stammt nicht aus den siebziger Jahren. Auf der Mattscheibe klebt noch die Plastikfolie des Herstellers.

Trotz des vielleicht ein wenig speziellen Ambientes, in dem sich unser Kennenlernen abspielte, hatten Johanna und Katharina Lust auf weitere Treffen. Sie wollten mitmachen. Für ein winziges Gehalt, das ich zudem erst würde zahlen können, wenn das Crowdfunding erfolgreich war, machten sich Johanna und Katharina an die Arbeit. Ich konnte mein Glück kaum fassen.

Zehntausend Euro und ein eigenes Magazin

Mitte April 2014 stellte ich meine Magazin-Idee auf der Crowdfunding-Plattform Startnext in Text und Bild vor. Ich hoffte, genügend Leute für meine Idee begeistern und dazu veranlassen zu können, sie finanziell zu unterstützen. Auf Twitter freuten sich schon einige Autisten und ADHSler, aber außer ihnen kannte mich kein Mensch. Woher auch.

Das änderte sich ein wenig, als der Moderator Holger Klein, genannt Holgi, mich in seine Late-Night-Talk-Sendung *Blue Moon* auf Radio Fritz einlud. Am 16. Mai 2014 holte er mich zu Hause ab, und wir besprachen den Ablauf der Sendung bei einem kleinen Italiener direkt am Schloss Charlottenburg. Wir saßen unter einem gerahmten Druck der Erschaffung Adams, meine Pasta in flüssigem Parmesan mit Trüffelraspeln blieb vor Aufregung nahezu unangetastet. Das Geldsammeln begann gerade erst, und ich hatte keine Ahnung, ob sich überhaupt jemand außerhalb meiner Filterblase für *N#MMER* interessieren würde.

Blue Moon war zu allem Unglück auch noch eine Sendung, bei der Zuhörer anrufen und Fragen stellen konnten. Eine Vorstellung, die mir den Schweiß auf die Stirn trieb. Ich versuchte, mir möglichst wenig Gedanken darüber zu machen, ob ich die Fragen überhaupt würde beantworten können (vermutlich nicht), ob Verrückte anrufen würden (eventuell), ob ich etwas Dummes sagen würde (auf jeden Fall) oder ob man mich mit Vorurteilen konfrontieren würde (natürlich). Meine kalt gewordenen Nudeln wurden von einem besorgt auf meine dünnen Arme schielenden Kellner abgeräumt. Holgi und ich stiegen ins Auto und düsten nach Potsdam. Auf jeden Fall wollte ich mich bemühen, nicht zu leise und nicht zu laut zu sprechen. Vernünftig zu intonieren. Wenigstens würde mich während des Gesprächs außer Holgi und vielleicht noch einem Techniker keiner sehen können.

In diesem Glauben wiegte ich mich die ganze Sendung über. Dem Himmel sei Dank erfuhr ich erst nach geschlagenen zwei Stunden Live-Radio von der Existenz einer Webcam im Studio. Hätte man mir das vorher gesagt, wäre ich nach spätestens fünf Minuten auf den Boden gefallen, überfordert von dem Versuch, etwas weniger panisch auf meinem Stuhl herumzurutschen.

»War das jetzt schlimm?«, fragte Holgi, als wir durch die warme Frühlingsnachtluft zu seinem Auto zurückgingen. »Ich habe ja schon fast ein schlechtes Gewissen, ich kann mir das gar nicht vorstellen. Mir macht es Spaß, mit dir zu reden.«

Meine Finger zitterten ein wenig, während sie die Zigarette zwischen meine Lippen pressten.

»Nein«, antwortete ich und blies den feinen Rauch durch die Dunkelheit, »so ist das nicht. Interaktion ist nicht schlimm, weil ich nicht gern mit dir rede oder so. Sie ist bloß anstrengend.«

Mir wurde klar, dass vor mir noch ein langer Weg lag, bis ich mich in meiner neuen Rolle wohlfühlen würde. Dass ich noch sehr viel Übung brauchte, bis ich jemandem erklären konnte, wie mein Autismus funktionierte. Aber ich wusste auch, dass es sich lohnte, alle Kraft zu investieren und mein Bestes zu versuchen.

Kurz vor dem Erscheinen der ersten Ausgabe von *N#MMER* hospitierte ich bei *Zeit online* und versuchte verzweifelt, meine Leidenschaft für die Arbeit dort, meine Angst vor der Arbeitsatmosphäre im Großraumbüro und meine Liebe für das Magazin unter einen Hut zu bekommen. Wir hatten das Geld, das wir brauchten, mit Ach und Krach zusammenbekommen, und nun saß ich auf zehntausend Euro, mit denen ich ein ganzes Heft auf die Beine stellen und zum Laufen bringen musste. Eigentlich hatten wir nach zwanzigtausend Euro gefragt, doch je näher der letzte Tag der Frist rückte, desto sicherer war ich mir, dass wir unser Ziel niemals erreichen würden.

»Wir bekommen das Geld nicht. Auf gar keinen Fall können wir so viel sammeln.« Es war warm, nur eine Handvoll Wattewolken klebte am eiswasserblauen Himmel. Ich hatte eine Krisensitzung im Flamingo anberaumt. Katharina, Johanna und ich saßen auf Liegestühlen und weißen Getränkekisten, schlürften Kaffee, starrten auf den Dorothea-Schlegel-Platz und hofften auf eine Idee.

»Wir müssen mehr Goodies anbieten.«

Ich stimmte zu. Die nächste halbe Stunde zerbrachen wir uns die Köpfe und heckten Guerilla-Marketing-Ideen aus. Dennoch wirkte ich wohl recht niedergeschlagen.

»Was machen wir, wenn das Geld nicht zusammenkommt?«, fragte Johanna bedrückt. Ich rührte noch ein paar Sekunden weiter in meinem Latte macchiato herum, dann stellte ich das Glas entschlossen auf die kleine grüne Holzplatte.

»Ich mach das trotzdem. Ich sammel dann woanders Geld. Bis ich es habe.«

»Wir können zunächst nur das eMagazine herausbringen«, schlug Katharina vor, »und erst drucken, wenn wir genug Geld zusammenhaben.« Mir wurde bewusst, wie sehr auch die beiden, obwohl neurotypisch, an der ganzen Sache hingen. Weil wir einander hatten, würden wir es auch irgendwie schaffen. Wir durften nur nicht alle zur selben Zeit aufgeben.

Der erste rettende Anruf von Startnext kam drei Tage vor Ablauf der Frist. Ob wir das Projekt ausnahmsweise um einen Monat verlängern wollten, fragten sie. Natürlich sagte ich Ja. Bei Startnext gibt es eine maximale Laufzeit von drei Monaten für das jeweilige Crowdfunding. War dann das benötigte Geld nicht zusammengekommen, musste man sich anderweitig nach Finanzierungsmöglichkeiten umsehen. Ich hatte mit nur zwei Monaten kalkuliert, um das Funding nicht ins Schleppen geraten zu lassen. Knappe siebentausend Euro hatten wir schon zusammen.

Zwei Tage vor dem diesmal wirklich unwiderruflichen Ende der Frist dann der zweite rettende Startnext-Anruf. Wir befanden uns bei neuntausend Euro. Innerhalb von achtundvierzig Stunden weitere elftausend aufzutreiben, schien absolut unmöglich. Als das Telefon klingelte, rechnete ich mit allem, nur nicht mit dem, was dann kam.

Es wäre doch schade für all die Menschen, die schon in das Projekt involviert seien, sagte meine Projektbetreuerin, auch sei die Resonanz so positiv. Weil mir im Verlauf der Finanzierungsphase Firmen außerdem Partnerschaften angeboten hätten, die unsere Kosten senkten und sich nicht in Startnext-Sprache übersetzen ließen, habe man beschlossen, erstmals in der Geschichte der Community die zu erreichende Geldschwelle zu senken. Vorausgesetzt, ich könnte auch mit der Hälfte des Geldes arbeiten.

Ich befeuerte alle mir zur Verfügung stehenden Social-Media-Kanäle mit den guten Neuigkeiten. Und tatsächlich gingen die Menschen, die uns schon seit Monaten unterstützt hatten, noch ein letztes Mal in die Vollen. Teilweise wurden uns dreistellige Beträge einfach so geschenkt. Ein Unterstützer beschloss, für ein Magazin statt der erforderlichen sieben lieber dreihundertsieben Euro zu zahlen.

Wir erreichten die Zehntausender-Marke sechs Stunden vor Ablauf der Frist. Mama machte eine Flasche Sekt auf, ich schrieb aufgeregt mit Johanna und Katharina hin und her. Nach fünf Minuten des Sekttrinkens und des euphorischen Auf-den-Bildschirm-Starrens drehte sich meine Mutter zu mir um und fragte trocken:

»Kannst du eben den Müll runterbringen?«

Ich lachte, stand auf und taumelte die zwei Stockwerke hinunter in den Hof. Zehntausend Euro. Zehntausend Euro und unser eigenes Magazin. Wenn das nicht episch wurde, dann wusste ich auch nicht.

Piercings in Manhattan

Ein Magazin zu machen, kann eine Knochenarbeit sein. Das Verteilen der Aufgaben, das Finden der richtigen Menschen für den passenden Job. Auch mal hart durchgreifen, Entscheidungen treffen, die nur man selbst zu verantworten hat. Eigene Texte schreiben, andere beurteilen und immer kritisch bleiben, egal wie sehr man sich freut, weil alles so neu ist. Niederlagen wegstecken, Kritik annehmen, ständig ans Telefon gehen. Dutzende Mails am Tag beantworten.

Weil einige aus der Netzgemeinde das Cover, das ich ausgesucht hatte, als unangenehm schrill empfanden, korrigierte ich die Farbgestaltung. Weil ich wusste, dass manche Autisten Probleme mit der Haptik bestimmter Papiersorten haben, startete ich eine kleine Umfrage zur gewünschten Beschaffenheit des Papiers. Und meine Autoren – Autisten und ADHSler wie ich – fand ich über Blogs und soziale Netzwerke.

Die erste Ausgabe sollte sich ganz um die Liebe drehen. Ich wollte mit einem Thema anfangen, bei dem die

Leute sagen würden: Ach, guck mal an, Liebe können die auch! Alle Facetten sollten beleuchtet werden. Romantische Liebe, die Liebe einer Mutter zu ihrem autistischen Sohn, Onlinedating, BDSM, Probleme mit der Selbstliebe, die Auswirkungen von ADHS auf eine Partnerschaft. Die Liebe durch die Augen von Autisten und ADHSlern.

Ich wollte nichts lesen, das mir in jeder Zeile sagte: Alles ist total schlimm. Ich wollte aber auch nicht, dass das Heft so tat, als sei alles super. Ich wollte, dass meine Leser sich verstanden fühlten, vertreten und gehört.

Ein Magazin zu machen, kann eine Knochenarbeit sein. Aber es ist auch der wunderbarste Job, den ich mir vorstellen kann.

Drei Tage nach Ende meiner Hospitanz und fünf Tage, nachdem ich die PDF-Datei mit der ersten, sechsundneunzig Seiten umfassenden Ausgabe von *N#MMER* an die Druckerei geschickt hatte, flog ich nach New York. Meine durch das ADHS bedingte Impulsivität und meine durch den Autismus bedingte soziale Schrulligkeit bescherten mir auch dort das eine oder andere bemerkenswerte Erlebnis.

Ein Bekannter, der jahrelang in New York gelebt hatte und kürzlich nach Berlin gezogen war, kam auf die glorreiche Idee, mich auf die Gästeliste einer Party setzen zu lassen. Seine sicherlich beruhigend gemeinten Worte auf mein panisches Nachfragen (»Zieh einfach an, was du willst, das ist ein ganz kleines Event, da sind nur DJs und Leute von den Plattenlabeln«) bewirkten das exakte Gegenteil, und es war mir mehr als peinlich, fünf Minuten zu früh vor der Location irgendwo in Manhattan zu stehen.

Eine Freundin meines Bekannten, auch eine Berlinerin, die das Ganze organisierte, zeigte sich gespielt erfreut, mich, eine andere Deutsche, zu treffen. Sie drückte mir ein Bier in die Hand. Die anderen Gäste kämen sicher auch bald, sagte sie, nicht ohne einen Blick auf ihre Uhr zu werfen und mich dann anzusehen, als hätte ich den Verstand verloren.

Leider kamen die anderen Gäste tatsächlich. Ich kannte niemanden. Zwei der anscheinend bekanntesten New Yorker DJs legten auf, und wir, das Publikum, drängten uns in einem Laden, der einem das Gefühl vermittelte, sich inmitten eines Lautsprechers zu befinden.

Nach zwei Stunden hielt ich es nicht mehr aus und verließ die Party, ohne auch nur ein Wort mit jemandem gewechselt zu haben. Erst in weiteren zwei Stunden war ich mit einem Freund verabredet, nicht unweit der Lautsprecherhölle. Zeit, die ich irgendwie totschlagen musste.

Es war Dezember, und es war kalt. Ich lief in meinem betont legeren und trotzdem furchtbar schicken schwarzen Zweiteiler Richtung Empire State Building. Ich war schon eine ganze Weile unterwegs, als ich abbog und plötzlich vor einem Tattoo- und Piercingstudio stand. Tattoos sind meine Schwäche, und Piercings trage ich auch schon einige. Weil mein Bauchnabel offenbar absurd klein ist, habe ich stets größte Mühe, neuen Schmuck für ihn aufzutreiben.

In New York gab es doch viele kleine Frauen. Bestimmt würde ich hier fündig werden. Ich betrat das Studio und durchstöberte die Vitrinen. Ein feiner goldener Ring fiel mir ins Auge. Hinter dem Tresen spachtelte ein großer Kerl chinesisches Essen aus einer Aluschale in sich hinein. Ich fragte ihn nach dem Ring.

»Für welchen Körperteil ist der?«

Der Mann zeigte mit dem von der Gabel abgespreizten kleinen Finger auf seinen Nasenflügel. Also ließ ich mir von ihm den Nasenflügel piercen. In einem winzigen Kabuff, irgendwo in Manhattan, für fünfundzwanzig Dollar, inklusive Schmuck.

Mit frisch gepiercter Nase ging ich zurück in die Lautsprecherbox, denn das Bier war dort umsonst und meine Verabredung noch immer nicht mit dem Abendessen fertig. Dort stellte ich dann auch fest, wie leicht es ist, wirklich jeden Gast auf einer Party kennenzulernen: Man muss nur für eine halbe Stunde verschwinden und sich das Gesicht piercen lassen. Garantiert wird es niemand versäumen, einen darauf anzusprechen, dass man eben aber noch kein Metall im Gesicht gehabt hatte.

Zwölf Tage später, am 17. Dezember 2014 um 12 Uhr, landete ich wieder in Berlin. Mir blieb keine Zeit, das Erlebte zu verarbeiten oder wenigstens den durch die Reise verpassten Schlaf nachzuholen. Um 12.45 Uhr saß ich, der genialen Architektur des Flughafens sei Dank, in einem Taxi, und um 13 Uhr hielten wir vor meiner Wohnung in Berlin-Charlottenburg. Nach über fünfzehn Stunden in Autos, Bahnen und Flugzeugen würde ich bald, endlich, die Füße hochlegen können.

Aber es kam anders.

Zwischen mich und den dringend benötigten Schlaf drängte sich etwas. Und dieses Etwas wog knapp über 800 Kilo und bestand aus exakt 2575 *N#MMER*-Magazinen in 103 Kartons.

Sie waren am Morgen angeliefert und von meiner Mutter im Hausflur stehen gelassen worden. Weil sie nicht wirklich eine andere Wahl gehabt hatte. Und weil sowieso niemand 800 Kilo Magazine klaute.

Wir trugen mein in den zwei Wochen Urlaub unbemerkt schwerer gewordenes Gepäck in den zweiten Stock, ich tauschte meine wegen der Reise sowieso schon bequemen Klamotten und Schuhe durch noch bequemere, und dann begannen eine Freundin und ich, den Papierberg Stück für Stück abzutragen und die Treppen hinaufzuwuchten.

Meine Mutter nahm die Kartons an der Tür entgegen und stapelte sie tapfer in unser Wohnzimmer, bis von unserem Wohnzimmer nicht mehr wirklich viel zu sehen war. Während meine Freundin, ganz She-Hulk, vier Kartons à 25 Magazinen gleichzeitig schleppte und Mama rotierte, um noch weiteren, dringend benötigten Stellplatz zu finden, klinkte ich mich kurz aus.

Ich wollte einen der Kartons öffnen, ein Heft in die Hand nehmen und dabei ganz allein sein. Vielleicht hatte ich Angst, enttäuscht zu werden, vielleicht wollte ich auch ganz selbstsüchtig die Erste sein, die einen Blick auf das fertige Magazin warf, mit den Fingern über den Umschlag fuhr und verstohlen an der Druckerschwärze schnupperte.

Das Gefühl war unbeschreiblich. So ähnlich mussten

sich Mütter fühlen, wenn sie das erste Mal ihr Kind in den Armen hielten.

Aus Angst, meine Freundin und meine Mutter an einen vorzeitigen Erschöpfungstod zu verlieren, zwang ich mich dazu, das Heft wieder fein säuberlich wegzupacken, den Karton zu verschließen und ihn zurück zu den anderen zu stellen. Als ob mein kleines Rendezvous mit *N#MMER* Nr. 1 gar nicht stattgefunden hätte. Emotionalität ist mir immer etwas unangenehm, besonders meine eigene.

Ein Ziel von *N#MMER* ist es, Aufklärungsarbeit zu leisten. Das Magazin soll nicht nur Autisten, ADHSler und deren Umfeld erreichen. Auch »Astronauten«, also neurotypische Menschen, sind eingeladen, uns »auf unserem Planeten« zu besuchen, sich dort einmal umzuschauen und dabei vielleicht zu merken, dass ihre Vorurteile sie ganz schön hinters Licht geführt haben.

Magazine schaffen Normalität. Und sie schaffen Sichtbarkeit. *N#MMER* versucht, ein Bewusstsein für die Vielfalt neurologischer Spielarten zu schaffen. Die Gesellschaft sollte sich gut überlegen, ob sie auf Neurodiversiät verzichten möchte. Oder ob sie nicht eher die Talente und Fähigkeiten eines jeden Einzelnen erkennen und nutzen will.

Dazu ist es nötig, dass wir gehört werden. Denn wir sind es wert, gehört zu werden.

Wir waren viel zu lange viel zu leise.

Tischfußball in Duderstadt

Im Sommer 2014 nahm ich zum ersten Mal am »Sommercamp für ein selbstbestimmtes Leben behinderter Menschen« teil. Ich hatte mich als Assistenz der Leitung beworben, ohne zu wissen, was mich erwarten würde. Mit Rollstuhlfahrern und Blinden hatte ich bis dahin noch kaum etwas zu tun gehabt. Jedenfalls nicht genug, um alle gemeinsamen Erlebnisse in der knappen Woche, die das Camp dauerte, auf Anhieb einordnen zu können.

Veranstaltungsort war Duderstadt, ein verschlafenes Nest in Niedersachsen. Man gehe dort gern hin, erzählte mir einer der Assistenten, die schon länger dabei waren. Wegen der Barrierefreiheit. Tatsächlich gab es im Jugendgästehaus kaum Treppen. Dafür aber breite Wege, breite Türen und geebnete Steinwege, egal ob vom backsteinernen Hauptgebäude zu den angrenzenden achteckigen und größtenteils verglasten Hütten oder, in der anderen Richtung, zur Feuerstelle. Die Architektur wäre vielen Menschen karg vorgekommen, die meisten von uns empfanden sie aber als wahnsinnig angenehm. Nirgendwo hing man fest, stieß man an oder wurde von Reizen überflutet.

Kurz bevor die Gäste eintrudeln sollten, machten ein Kollege und ich es uns im Strandkorb hinter dem Haus bequem, um noch in Ruhe eine Zigarette zu rauchen. Ich schob meinen Kopf hinter dem gestreiften Stoff hervor, um in die Sonne zu blinzeln.

»Ich glaube, ich werde es hier mögen.«

Die große Wiese und die vereinzelten Bäume wirkten beinahe künstlich, so grün waren sie.

Mein Kollege nahm einen tiefen Zug und sah zu, wie sich der Rauch im Blau über uns verflüchtigte.

»Du wirst es noch merken. Wenn du einmal in Duderstadt warst, kommt dir der ganze Rest des Jahres irgendwie trostlos vor.«

Mir sind Freundschaften eigentlich immer so erklärt worden, dass sie auf gemeinsamen Interessen oder geteilten Erfahrungswerten fußen. Man erlebt dieselben Dinge, man findet denselben Fußballverein oder eine bestimmte Band toll, und schon ist sie da, die Verbindung.

Ich hatte mit niemandem in Duderstadt irgendetwas gemein. Die meisten Gäste waren viel älter als ich, wir lebten an verschiedenen Orten, interessierten uns für verschiedene Dinge, und unsere Lebenswelten unterschieden sich teilweise beträchtlich voneinander.

Ich wusste nicht, wie sich ein Leben ohne Beine anfühlte oder was es hieß, blind zu sein. Und außer mir konnte sich niemand eine autistische Weise des Wahrnehmens vorstellen.

Es fällt mir nicht leicht, neue Menschen kennenzulernen, mich auf sie einzulassen, zu verstehen, wie ich mit ihnen umgehen muss und was ich von mir preisgeben kann. Bei Menschen, die so unterschiedlich und besonders waren, musste das noch viel schwieriger sein, davon war ich fest überzeugt.

Aber alle Unterschiede, all das, was uns voneinander trennte, fiel von Anfang an kaum ins Gewicht. Die Assistenten, sowohl die der Leitung als auch die der Menschen mit Behinderung, waren größtenteils nicht selbst behindert. Dafür befanden sich aber unter den sechzig Teilnehmern Menschen mit allen möglichen Behinderungen. Und alle aßen, tranken und spielten zusammen oder besuchten die von den Teilnehmern angebotenen Kurse. Wenn jemand Unterstützung brauchte, dann bekam er sie, egal ob er eine Behinderung hatte oder nicht. Wir ließen einander an unseren Welten teilhaben.

An einem Abend stand ein Kicker-Turnier auf dem Programm. Markus, ein Assistent aus Österreich, und ich sollten zu zweit gegen unsere beiden Blinden antreten, und zwar mit verbundenen Augen. Selbst wenn ich sehen kann, bin ich alles andere als eine begnadete Tischfußballspielerin. Ich bin schon stolz, wenn ich meinem Gegner nicht das Stockding (man beachte meine Vertrautheit mit der Terminologie) zwischen die Beine haue. Und man ahnt gar nicht, wie einfach es ist, diese verdammten Bälle über den Rand des Tisches zu katapultieren, wenn einem als einzige Strategie nackte Gewalt bleibt.

Als Nadine mit den zwei Halstüchern wedelte und fragte, wer Lust hätte mitzuspielen, meldete ich mich trotzdem sofort. Die ADHSlerin in mir fand die Vorstellung einfach zu spannend. Und sie sollte recht behalten.

Ich beugte mich zu Nadine hinunter und merkte, wie ich sofort entspannte, als sie den Knoten an meinem Hinterkopf festzog. Das violette Tuch kitzelte mich im kahl geschorenen Nacken. Der Getränkekühlschrank an der Wand surrte leise, Rollstuhlreifen schmatzten über den glatten Fußboden, das Fenster stand offen. Ich konnte das frisch geschnittene Gras riechen. Neben mir trank definitiv jemand Bier.

Dann aber zerschellte die Entspannung so laut und schrill auf den Fliesen, dass ich regelrecht zusammenzuckte. Es bedeutete zwar eine extreme Erleichterung, nichts zu sehen, aber mein Gehör schien sich stattdessen zu verstärken. Da ich es nicht gewohnt war, mich vollständig auf meine Ohren zu verlassen, ergaben die meisten Geräusche keinen Sinn. Sie gingen in einem Meer aus Klängen unter. Die Welt war erfüllt von Zwölftonmusik.

Eine Hand ergriff meine, ich war viel zu aufgewühlt, um mich daran zu stören. Man führte mich an den Tisch. Das Holz fühlte sich beruhigend kühl an, auch wenn ich Probleme hatte zu akzeptieren, dass es sich um eine gerade, glatte Fläche handelte. Ständig fürchtete ich, zur Seite wegzukippen, wenn ich mit den Fingern an ihr entlangfuhr.

»Seid ihr fertig?«, fragte Nadine, und ich nickte, bis mir einfiel, dass die beiden Blinden, deren Namen ich nicht einmal kannte, mich genauso wenig sehen konnten wie ich sie. »Ja!«, sagte ich in irgendeine Richtung und in einer beliebigen Lautstärke. Fertiger werde ich nicht mehr, dachte ich, denn ich war mir sicher, dass meine Desorientierung sich in absehbarer Zeit nicht bessern würde. Auch mein sowieso schon lausiges Zeitgefühl war mit dem Licht vor meinen Augen ausgeknipst worden.

Auf Fotos habe ich später sehen können, dass ich während des Spiels mit dem Kopf schon fast die blauen und roten Plastikmännchen berührte, um auszumachen, wo sich der Ball gerade befand. Ich hörte nichts, weil ich alles in großer Lautstärke hörte. Das Rattern der Stöcke, das Klicken der Figuren, das Scharren des Balls, das Knartschen des Holzes, das Klöttern des Metalls. Es klang, als sei der Tisch plötzlich so groß wie die ganze Erde. Es gab keine Grenze mehr.

Alle um uns herum lachten, und ich merkte, dass auch ich lachte und dass das Spielen mir, trotz der Anstrengung und der Überforderung, Spaß machte. Dass es mich bereicherte, weil ich neue Dinge über mich, meine Wahrnehmung und die Welt lernte.

Markus und ich verloren 2:10. Ein gar nicht mal so schlechtes Ergebnis. Vermutlich hätten wir auch mit funktionierenden Augen 2:10 verloren, aber dann hätte bestimmt irgendwer den Ball verschluckt und zudem läge einer unserer Gegner mit einem von mir versehentlich in seinen Oberschenkel gerammten Metallstabdings im Krankenhaus. Das Nicht-Sehen hatte mich vorsichtiger spielen lassen.

Ich fragte die Blinden nach dem Geheimnis ihres Erfolgs. Ich hatte das gesamte Spiel über nur undefinierbares Rumpeln gehört. »Ehrlich gesagt, war das Glück«, gab einer von ihnen lachend zu. Er hieß René. »Wir haben auch nichts heraushören können.« Darauf stießen wir an.

René und ich hatten also ein Gesprächsthema, als wir am nächsten Tag durch ausgedehnte Parks und Seitenstraßen zu einem Eiscafé in der historischen Altstadt schlenderten. Zum ersten Mal in meinem Leben führte ich einen Blinden. Meine Hand lag locker an seinem Ellenbogen, und ich zwang mich, trotz blendenden Sonnenscheins in seine Augen zu schauen, während wir sprachen. Dass es für ihn keinerlei Bedeutung besaß, von mir angesehen zu werden, begriff ich erst, als er mich bat, die Umgebung für ihn zu beschreiben. Wie unfassbar angenehm und erleichternd, dachte ich, und löste meinen Blick von ihm.

Ich nehme Dinge anders wahr als andere Menschen und gebe dementsprechend Dinge auch anders wieder. Das liegt daran, dass meine sogenannte zentrale Kohärenz schwächer ausgeprägt ist als bei neurotypischen Menschen. Ich sehe nie das große Ganze, sondern immer die Details. Ich sehe einzelne Bäume, nicht den Wald.

Ich habe das einmal im Selbstversuch getestet. Mit einem Freund wartete ich am Zoologischen Garten auf die U-Bahn. Wir standen am Gleis, vor uns hingen große Werbeplakate. »Was siehst du?«, fragte ich. Er antwortete, ohne zu zögern:

»Einen Mann, er sieht glücklich aus. Er ist Mitte dreißig, trägt ein blaues Hemd, und eine große Hand reicht ihm einen Korb voller Einkäufe. Die Werbung ist wohl für einen Lieferservice.«

Ich kicherte.

»Was siehst du denn?«, fragte mein Bekannter etwas verunsichert.

Natürlich hatte ich wahrgenommen, dass da ein Mann einen Korb von einer überdimensionalen Hand gereicht bekam. Auch mein Gehirn hatte das im Bruchteil einer Sekunde bemerkt. Damit war es aber auch genug mit dem Vordergrund des Bildes. Der war nicht mehr interessant. Weder das Alter des Typen auf dem Plakat noch seine Stimmung oder gar sein Hemd wurden von mir noch beachtet. Für mein Gehirn war es viel interessanter, sich die Details im Hintergrund anzuschauen.

»Da ist ein Bild von einer Frau mit einem Hut in einem goldenen Rahmen, da steht ein zylindrischer Behälter mit Salatbesteck und Suppenkellen, da hinten ist eine Lampe, und da vorne ist eine Maserung in einer Holzplatte, die aussieht wie Florida.«

Mein Hang zu Details schafft manchmal Probleme ganz eigener Art. Kürzlich schaute ich spätnachts einen Film im Fernsehen. Ganz am Anfang war in einer Rückblende eine Frau auf einem Parkplatz zu sehen, kurz darauf eine andere Frau in einem Gefängnis. Es dauerte über die Hälfte des Films, bis ich verstand, dass es sich dabei um ein und dieselbe Frau handelte. Nur eben einmal in Brünett und einmal in Blond. Das war der einzige Unterschied. Dennoch brauchte es zig Szenen, in denen ich die Einzelteile der Gesichter miteinander verglich, von den Augenbrauen über den Mund bis hin zur Ausrichtung der Nase und der Stellung der Ohren, um dahinterzukommen. Ich nahm das Gesicht der Frau als Ansammlung von Details wahr. Und Mimik in Details zu erfassen, ist ein Ding der Unmöglichkeit.

Andererseits kann eine schwache zentrale Kohärenz auch ihre Vorteile haben. Das schnelle Erfassen von Einzelheiten und winzig kleinen Veränderungsfitzelchen ist Grund dafür, dass IT-Firmen sich in den letzten Jahren mehr und mehr dazu entschließen, Autisten einzustellen, denn beim Programmieren dreht sich viel um Mustererkennung und Fehlerfindung. So wurde es mir wenigstens erklärt. Ich selbst habe keine Ahnung, wie man etwas Komplizierteres als eine Waschmaschine programmiert, und selbst damit tue ich mich bisweilen schwer.

Fehler finden und Muster erkennen kann ich dagegen sehr wohl. Bei »Original und Fälschung« finde ich die Unterschiede in null Komma nix. Und schon als kleines Kind habe ich Wimmelbilder geliebt. Bei meinem Kardiologen gab es einen für mein damaliges Gefühl gigantischen Pappwimmelbildband, von dem ich mich nur schwer losreißen konnte. Wenn »Ich finde Waldo jederzeit in unter dreißig Sekunden« ein aussagekräftiges Statement für einen Lebenslauf wäre, in meinem stünde es.

Die Kicker-Witze hatten uns durch den ganzen Park gebracht. René und ich waren der Innenstadt schon so nahe, dass der Blick auf die große Kirche, die vor uns aus dem platten Land wuchs, nur noch von einigen Häusern und Bäumen verdeckt wurde.

»Die Kiesel haben verschiedene Grautöne«, sagte ich, »und verschiedene Formen. Richtig rund sind sie nicht, alle sind irgendwie dellig.«

Ich wühlte mit meiner Schuhspitze im Boden herum.

»Kiesel?«, fragte René.

»Ja.«

»Ist das der Boden?«

»Ach so. Ja«, sagte ich, etwas verwirrt von seinem Einwurf. Ich war zu sehr auf die bestmögliche Beschreibung der Kiesel konzentriert, um seine Worte tatsächlich zu verarbeiten.

»Die Fensterläden an dem Haus sind scharlachrot und haben Lamellen, so heißt das, glaube ich. Sie sind bestimmt aus Holz, aber die Lackierung ist so dick, dass man das gar nicht richtig erkennen kann, keine Maserung oder so. An ein paar Stellen wirft die Farbe Blasen oder ist abgeplatzt oder ...«

»Welches Haus?«

»Was?«

»Na, welches Haus? Wo steht das Haus? Welche Farbe hat es? Wie groß ist es?«

»Ach so«, sagte ich wieder. René brachte mich total aus dem Konzept. Ich blieb stehen und drehte uns beide so, dass man eine gerade Schnur zwischen unseren Nasen und der Haustür hätte spannen können.

»Es ist jetzt genau geradeaus, aber nicht direkt vor uns. Es ist ein paar Meter weg, ich bin so schlecht im Schätzen, wie weit sind denn fünfzig Meter? Nein, fünfzig Meter sind zu viel. Also ungefähr zwei Autos von uns entfernt, aber mittelgroße Autos, keine Minis oder

Lkws. Und das Haus ist weiß, ziemlich überraschend weiß sogar, vermutlich wurde es frisch gestrichen. Der Stein sieht von hier aus wie Raufasertapete, so Stein ist das, ich weiß nicht, wie man den nennt. Und mit dem Baum davor sieht das Ganze ein wenig aus wie die italienische Flagge, weil das ganze Weiß des Steins von dem Baum links und dem großen Fensterladen rechts so eingerahmt wird. Der Baum ist ein bisschen kleiner als ...«

René unterbrach mich erneut.

»Darf ich dich was fragen?«

»Ja«, sagte ich und dachte den Satz in meinem Kopf zu Ende. Kleiner als das Haus, aber nicht viel, weil das Haus, glaube ich, nur ein Stockwerk hat.

»Hast du auch eine Behinderung, irgendwie?«, fragte René und wandte seinen Kopf dabei nicht in meine Richtung. Ich mochte das. Es war so unglaublich beruhigend, dass auch er immer abwesend wirkte, obwohl er es im Gegensatz zu mir überhaupt nicht war.

»Ich bin Autistin.«

Er lächelte.

»Das erklärt es natürlich.«

René war erst vor einigen Jahren, mit Mitte zwanzig, erblindet und wusste sehr wohl, wie es ist, sehen zu können. Ob er auch lächeln würde, wenn er es nicht wüsste? Lächelten Menschen so automatisch, wie sie atmeten? Für jemanden, der erst lernen musste zu lächeln, war das eine ziemlich spannende Frage.

»Was erklärt das?«

»Du beschreibst alles ganz anders als alle anderen.«

»Oh. Das tut mir leid.«

Beinahe schämte ich mich ein bisschen.

»Nein, das ist gut!«, sagte René schnell.

»Ach so«, sagte ich zum dritten Mal, weil ich nicht wusste, was ich sonst dazu sagen sollte. Dann gingen wir schweigend weiter.

»Beschreibst du noch ein bisschen?«, fragte René nach einigen Minuten, während wir einen sich bergauf schlängelnden Rosengarten durchquerten.

»Wie beschreibe ich denn anders?«, fragte ich zurück.

René erklärte mir, dass ich, anders als die meisten Menschen, nicht das Offensichtliche, sondern die Details beschrieb. Das gefiel ihm, weil er sich so seine Umgebung viel besser vorstellen konnte. Viele Einzelheiten wären ihm ansonsten verborgen geblieben.

»Es ist natürlich ein bisschen schwierig, raten zu müssen, welche wichtigen Informationen du weglässt.«

Er grinste.

Auf dem Rückweg in unser magisches Dorf bat ich René, mir zu zeigen, wie er die Welt wahrnahm. »Du kannst ja nicht beschreiben, was du siehst«, sagte ich, »aber was du hörst und riechst und so. Du hörst und riechst bestimmt Dinge, die ich gar nicht mitbekomme.«

»Es ist ein warmer Sommertag, nicht mehr mittags, aber auch noch nicht viel später«, fing er an. »Links neben uns muss etwas Großes stehen, vermutlich ein Haus, rechts von uns nicht. Da ist vermutlich Grünfläche.«

Verdutzt blieb ich stehen.

»Woher weißt du das?«

»Das ist ganz einfach, wenn man erst einmal daran

gewöhnt ist, nichts zu sehen. Es riecht nach frisch gemähtem Rasen, viele Leute mähen den Rasen früh. Mittags ist es leiser als jetzt, aber so richtig aus ihrem Verdauungsschlaf erwacht sind die Leute auch noch nicht. Vermutlich gab es vor nicht allzu langer Zeit bei den meisten Anwohnern Essen. Man riecht es aber schon nicht mehr. Rechts von uns höre ich mehr Vögel, links von uns höre ich weniger, und es hallt ein ganz klein wenig von dort.«

»Es ist so, als ob das Ohr mehr Platz hat?«

»Ja, das beschreibt es eigentlich ganz gut.«

Ich hätte René stundenlang zuhören können. Genau wie er mir. Jeder empfand die Besonderheit des anderen nicht als Beeinträchtigung. Sondern als Bereicherung.

»Vielleicht sollte man jedem Blinden ab und zu einen Autisten an die Hand geben«, sagte er noch.

Und da war ich es, die lächelte.

Inklusion hat kein Verfallsdatum. Sie ist nicht nur etwas, das man halbherzig für ein paar Jahre in der Schule machen sollte, nur um es mit dem ersten Schritt ins richtige Leben sofort wieder zu vergessen.

Die Menschen mit Behinderung gehen nämlich nicht weg. Sie lösen sich nicht mit dem letzten Zuschlagen des Mathebuchs in Luft auf. Sie wachen am Tag nach dem letzten Schultag auf, genau wie alle anderen auch, und sie wünschen sich einen guten Job, einen Studienplatz oder eine Ausbildungsstelle. Menschen mit Behinderung, die in der Lage sind, mit Menschen ohne Behinderung zu arbeiten, weil sie dieselbe Bildung erhalten haben, sitzen dann plötzlich auch im Büro oder im Hörsaal oder in der Kantine.

Das klingt anstrengend, ich weiß. Menschen mit Behinderung brauchen Hilfe.

Menschen ohne Behinderung aber auch.

Mein wunderbares Leben

Es war nicht immer alles einfach. Und obwohl mein Leben gerade besser läuft denn je, wird es nicht immer so bleiben. Mein Autismus und mein ADHS haben sicherlich einen nicht geringen Anteil daran, dass es manchmal schwer war und wieder schwer sein wird. Sie stellen mir ab und an ein Bein, sie haben mich eingeschränkt und werden es weiterhin tun.

Na und?

Niemand hat es immer leicht, egal ob als Autist, ADHSler oder Astronaut.

»Wenn dir jemand eine Pille anbieten würde, die dich sofort ganz normal macht, würdest du sie nehmen?«

Die Frage wird mir oft gestellt. Meine Antwort darauf lautet immer gleich. Egal wann. Ob heute, an einem Tag, an dem ich finanziell halbwegs abgesichert in eine neue Wohnung ziehe und in eine rosige nahe Zukunft blicke. Oder vor einem Jahr, als ich ohne Job, ohne Geld, mit schlechten Uni-Noten und ohne jegliches Selbstwertgefühl wieder bei meiner Mutter vor der Tür stand und mir nicht einmal eine eigene Matratze kaufen konnte.

Meine Art zu sein, hat mir Steine in den Weg gelegt, sie hat mich deswegen aber auch neue Wege finden lassen. Der amerikanische Dichter Robert Frost hat einmal geschrieben: »Im Wald zwei Wege boten sich mir dar, / und ich ging den, der weniger betreten war.«

Das Gehen auf noch ungebahnten Wegen mag schwierig sein. Es ist aber auch aufregend. Die wunderbaren Momente, die ich erlebt habe, die bunten und die stillen, waren die Tränen, die Verzweiflung und die Schmerzen wert.

Die Antwort lautet: Nein. Für nichts auf der Welt würde ich meinen Autismus oder mein ADHS auch nur eine Sekunde lang aufgeben.